U0137120

華志文化

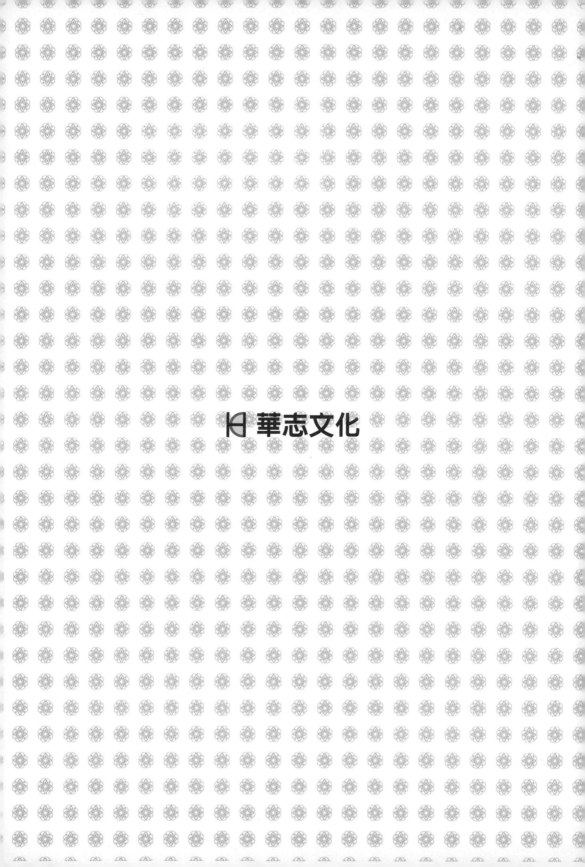

華志文化

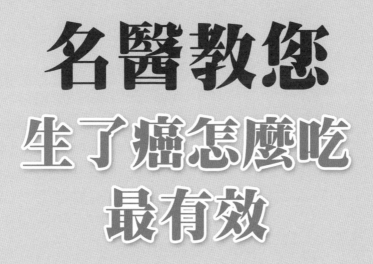

名醫教您
生了癌怎麼吃最有效

何裕民醫師 著

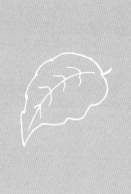

前　言

　　「生了癌，怎麼吃」，這是一個需要說清楚卻很難說清楚、人們想說卻又不知從何說起的話題，什麼原因呢？關鍵是這一話題太重要，又太龐雜了，加上患者及家屬有可能病急亂投醫，使得一般人幾乎無所適從。

　　筆者在多年臨床中發現，很多患者在確診罹癌之後，不知道該如何調理飲食，盲目聽信，盲目進補，存在很多認知盲點，好心辦成了壞事，由此引發的悲劇不勝枚舉。

　　筆者在中醫藥大學讀博士期間，有幸在何裕民教授指導下，持續進行了「飲食與癌症相互關係」的流行病學調查研究，涉及多種癌症、數千例患者，並參照何裕民教授和自身的臨床經驗，對於飲食與癌症之間的相互關係體會頗深，在指導患者飲食時很受歡迎。

　　在近四年間，筆者在任教於中醫藥大學之際，利用業餘時間應邀在各地做了一百多場「生了癌，怎麼吃」的飲食抗癌講座，場場爆滿，聽者雲集。在各地講座的互動中，很多聽眾建議筆者將講座內容及聽眾提出的問題編寫成書，但由於種種原因一直未能動筆。

　　2011 年初，在導師何裕民教授的熱情鼓勵和大力支持下，筆者不揣淺陋，以導師的同名講稿為藍本，參考各方面資料，精心編寫了初稿，後與出版社反覆商討，導師何裕民教授也在百忙中專門抽出時間仔細審讀修正，始成現稿。

　　本書專門針對癌症患者，主要著眼於癌症患者「怎麼吃」的飲食調理話題，參考國內外最新的權威研究資料，分「新觀點、新結論、新方案、新參考」四部分，由「癌因口生」出發，引出「以食為藥」，推薦日常生活中各種最受歡迎的抗癌食品、各種良好的抗

癌飲食習慣與飲食方式，詳細介紹各類癌症患者在治療、康復過程中「怎麼吃」，最後結合臨床病例做一評述，點出問題，指明方向，指點如何合理地「吃」，可供癌症患者及其家屬參考！

在飲食領域，習慣的作用力很強，影響力很大，以訛傳訛之事很多！時代在進步，飲食結構在改變，人的體質與疾病性質也與過去有所不同！因此，飲食抗癌領域同樣需要「與時俱進」！舊的習俗、觀念、吃法，真的需要有所調整！希望這本書能給廣大癌症患者在飲食方案的選擇上提供力所能及的幫助！也希望廣大癌症患者能夠更新觀念，正確、合理地安排飲食，以改變錯誤的認識，從而早日康復。

衷心感謝何裕民教授在本書編寫過程中給予的大力支持和細心指導！感謝在本書編寫過程中給予種種幫助的各位師長和朋友，感謝李苑、向學君、胡書華、施洪飛、倪紅梅等諸位老師和朋友給予的支持，也特別感謝出版社的編輯，正是由於他們的幫助和支持，讓筆者可以順利地完成本書，並且可以和更多的患者和營養學界人士交流，從而獲得了更多的認識。

最後因時間及學識所限，錯誤與不足在所難免，懇請同道及讀者朋友們批評指正。

注：本書中之「克」，即為「公克」之簡稱。

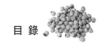

目錄

第四篇：新參考

一、不控制貪嘴，後果很嚴重

二、糾正一些認知盲點

第一篇
新觀點

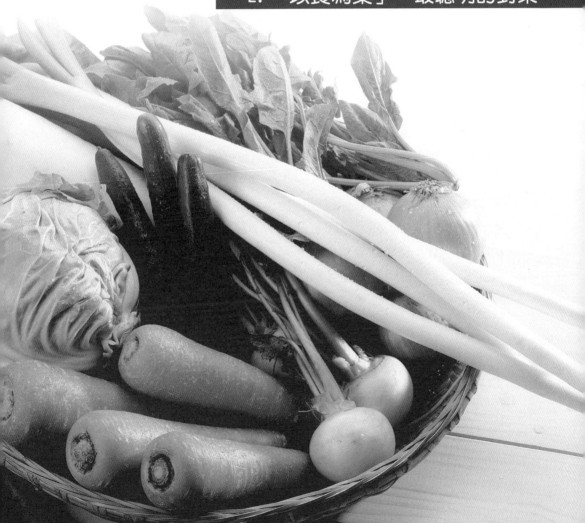

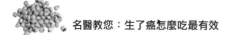

一、癌因口生

1. 生活越來越好，癌症卻越來越多。癌症正在成為人類的第一殺手。
2. 癌症是人類近一百多年來快速習慣的新飲食和生活方式，與原有的遺傳和生理特點等相互間嚴重不適應、不協調所致惡果！
3. 飲食對癌症的引發率（35％）最大。
4. 管好飲食減少癌症三四成。

癌症越來越多

　　進入 21 世紀後，癌症已成為危害人類健康和生命的重大公共衛生問題。儘管在過去幾十年中，人們在對抗癌症的抗爭中投入大量的人力和物力，但得到的成果卻是微乎其微，癌症的發病率和死亡率仍在快速攀升。可以說是：生活越來越好，癌症卻越來越多。

　　國外相關資料顯示：1973 ～ 1999 年，全世界癌症總發病率增加了 24％；2007 年世界癌症確診的病例高達 1230 萬例，每年死於癌症的人數更高達 750 萬，意即每天約有 2 萬多人死於癌症。世界衛生組織（WHO）公布的資料顯示：目前全球癌症的死亡人數已高於愛滋病、結核病和瘧疾死亡人數的總和。對美國來說，20 世紀中葉的 30 年間，癌症死亡率居然增加了 90％。癌症正在成為人類的第一殺手。

吃出癌症

1. 三個口，吃出癌來

中醫學很早就有關於腫瘤等的記載，殷墟的甲骨文中就已出現「瘤」字。西元前 10 世紀的《周禮》記有專治腫瘤的醫生。癌字，原通「嵒」，與「岩」意近，取堅硬之石造字，象形也。漢代醫學家劉熙提出：「嵒，腫也，凸凹起伏如山岩不平者，謂之嵒。」宋代的《衛濟寶書》開始明確用「癌」描述腫瘤類疾病。

中國的造字很有講究，祖先的智慧讓我們讚歎！「癌」字每個人都會寫，但是你可能根本沒有仔細研究過，其實「癌」的造字有很深的寓意。「癌」的上面是個「疒」字頭，指出癌症是一種疾病，「疒」字頭裡面是三個口，三個口下面是「山」，說明什麼？口太多，吃得過多，營養過剩了，吃出岩石狀堅硬的塊狀物出來了。

從「癌」的造字中，我們就可以發現，古人很早就意識到癌症的發生與吃關係很大。從現在看來，都市裡的人吃得過多，營養過剩，更容易生癌。

中國人是最講究吃的民族。特別是現在，經濟發展了，人們的生活水準有了很大提升，人們也有條件去享受吃。然而講究吃，不等於會吃、會均衡地吃、合理地吃。相反，我們吃的習俗，充滿著飲食結構不合理、習慣不衛生和烹調加工過量不天然之處，這至少要對癌症發病率快速上升承擔很大的「責任」。

2. 癌症病因在哪裡？

眾所周知，人類現在面對一些慢性病，諸如高血壓、糖尿病等，已經比較能夠控制，能夠掌握。但面對癌症，卻陷入了恐慌、害怕，甚至是「談癌色變」，更加重了人們的恐懼心理。很多人會問了：「既然癌症這麼可怕，那癌症到底是由於什麼原因導致的呢？」

雖然癌症形成與發展的原因仍未完全清楚，但目前達成共識的是——內外因素的綜合影響是肯定無疑的。內因，就是遺傳基因；外因，就是環境因素，癌症是內因和外因相互作用的結果。遺傳在

癌症中所佔的作用並非主要，只佔 10％～ 15％，85％～ 90％是不良的生活方式和環境因素等造成的。在誘發癌症的主要因素中，排名第一的就是膳食不合理，約佔 35％；其次是吸菸佔 20％～ 30％，生育和性行為因素約佔 7％、職業因素約佔 4％、地理物理因素約佔 3％、酒精因素約佔 3％、污染因素約佔 2％、藥物和醫療過程因素約佔 1％。由此可見，飲食對產生癌症的「引發率」（35％）最大。

筆者在讀博士期間，跟隨上海中醫藥大學何裕民教授從事癌症的臨床治療及其與飲食關係的研究工作。在門診過程中，筆者對就診的癌症患者採集病史，並詢問其既往史和家族史，以及平時有無過量飲酒和吸菸等情況。我們發現：遺傳因素對某些腫瘤的發生具有一定的影響，如乳癌、肝癌等，但多數腫瘤的發生往往與患者不良的生活方式和飲食習慣，如飲食不正常、經常熬夜、生活不規律和吸菸酗酒等的關係更密切。

英國著名的癌症專家格里夫斯（M.Greaves）也認為，不正常的飲食和生活方式是癌症的元凶，並提出了一個觀點：

癌症是進化的遺產！他在同名著作中認為：癌症是人類近一百多年來快速習得的新飲食和生活方式，與原有的遺傳和生理特點等相互間嚴重不適應、不協調所致的惡果！可以說，癌症是一種「人類自我製造的疾病」，污染、飲食和生活方式的改變都是引發癌症的因素，中國今天癌症的高發病率和高死亡率就是典型的明證。

與遺傳因素不同，飲食因素可隨後天改變而增加或降低癌症的風險。因此，安排正常且均衡的膳食結構，養成良好的飲食習慣，進行合理的加工烹調是簡單而易行的防癌措施。而在癌症患者的治療和康復過程中，會不會吃，吃得是否正常且均衡，同樣有著不可忽視的作用。

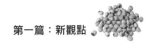

今日癌症的尷尬局面

1. 癌有貧富之分

　　癌症和生活方式、生活水準密切相關，根據目前癌症發病的誘發因素，從營養學角度，習慣上把癌症分為「貧癌」和「富癌」。所謂「貧癌」，即生活水準低下、營養不足、衛生條件偏差等因素所導致的癌症（或者與之關係密切的），如陰道癌、食道癌、子宮頸癌等，往往在發展中國家和貧困地區較多見；所謂「富癌」，則是與營養過剩、富營養化關係密切的癌症，如肺癌、乳癌、結腸與直腸癌等，往往多見於已開發國家和發展中國家的部分經濟較發達地區。

2. 現今癌症的尷尬

　　在目前的台灣，存在著已開發國家和發展中國家，高發癌譜並存的尷尬局面；一方面，肝癌、胃癌及食道癌等發展中國家常見癌症的病死率居高不下；另一方面，肺癌、結腸與直腸癌及乳癌等已開發國家高發癌症又呈現出顯著上升趨勢。

　　隨著人們生活水準的不斷提高，目前人們膳食中的高營養、高脂肪類食物越來越多，特別是都市地區的人群，因營養過剩而導致超重、肥胖的比例也越來越高。而科學研究證明，超重和肥胖是導致很多腫瘤發生的危險因素。在經濟發達地區，最常見的癌症，特別是發病率持續攀升的癌症（如乳癌、結腸與直腸癌、胰臟癌等），多為「富癌」，往往是直接或間接緣於營養過剩，多重營養化。

3. 管好飲食減少癌症三、四成

　　現代社會中，很多患者腫瘤的發生與發展，與膳食結構不合理

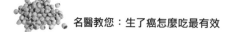

和攝食行為不當有關。大量的實驗研究和臨床觀察資料顯示，約有1／3惡性腫瘤的發生與膳食營養因素密切相關。

而講究膳食結構的合理，膳食行為的科學，是防癌、抗癌、促進康復的重要舉措之一。良好的飲食可以控制、終止，甚至逆轉實驗動物體內已經被誘發並且正在生長的腫瘤。良好的營養能夠最有效地發揮作用，而且不管疾病是發展到了哪一個階段。

1991 年 4 月召開的第一屆國際營養與腫瘤學術會議上，著名的英國腫瘤流行病專家 R.Doll 提出，合理膳食可使胃癌和結腸癌的死亡率降低 90％，使子宮內膜癌、膽囊癌、胰臟癌、子宮頸癌、口腔癌、咽癌和食道癌的死亡率降低 20％，並可使癌症總死亡率降低 10％。可以說，食物、營養與人類癌症的發生、發展有密切關係。

世界癌症研究基金會（WCRF）和美國癌症研究會（AICR）聯合出版了《食物、營養與癌症預防》一書，也指出：選擇適宜的、多樣化的和營養均衡的膳食，加上適當的運動，且持之以恆，可減少 30％～ 40％癌症的發生。世界衛生組織 2002 年出版了 WHO ／ FAO 關於膳食、營養與腫瘤等慢性病的預防報告中同樣持類似觀點。

因此，明白地說，只要不貪嘴，就能夠減少 30％～ 40％的癌症發生！

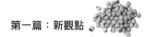

二、「以食為藥」：最聰明的對策

> 1. 食物是最好的藥物，而不要讓藥物成為您的食物。
> 2. 飲食「六字真言」：粗、淡、雜、少、爛、素。
> 3. 30％～40％的癌症可以透過合理飲食加以預防。

先賢的慧見

1. 西方：要讓食物成為藥物

很多癌症患者曾經這樣告訴我們：「我們每天的主要任務就是吃藥，有抗癌的、保肝的、增加白血球的、還有各種營養保健品……吃這麼多藥，影響了自己的食欲和胃口，也感受不到生活的樂趣。」有這樣體會的患者很多很多，也反映出患者的種種無奈。

「要讓食物成為您的藥物，而不要讓藥物成為您的食物」，這句至理名言就是「西方醫學之父」古希臘的醫學家希波克拉底明確提出的。他強調：應該以食物為藥，飲食是首選的醫療方式。「寓醫於食」是聰明人首選的保健及醫療方式。

2001 年 7 月，第 17 屆國際營養學大會在維也納召開，來自全世界的三千餘名營養學專家出席了這次會議。經過熱烈討論，與會代表達成了一致：「食物是最好的藥物！」這不僅僅是對古希臘賢哲天才認識的現代回應，也是一種最為科學的「守住健康」的選擇。

大衛斯（D.Davis）是資深而又著名的美國腫瘤專家，是美國國家科學院環境與毒物研究委員會創始人及首任會長。她終生從事腫瘤研究，並一度被聘為美國國家抗癌相關機構的負責人。晚年時（2007 年）寫了《真相：一場錯誤的抗癌戰爭》（The Secret History

17

of the War on Cancer）。書中強調：防範及抗擊癌症領域「食物就是良藥」，合理的食物可以防範癌症！這些結論與觀點，出自一位資深的流行病學家，難能可貴！

所以說，合理的飲食就是醫療的方法，改善飲食營養，針對性地做出調整，可以消除許多疾病發生與發展的隱患，改變其可能的不利趨勢。而且透過改變飲食來防治疾病與透過藥物來防治，前者要更能讓人們接受，副作用也小很多，而花很多的錢吃藥，還要忍受藥物的副作用和警惕其安全性，其中的利弊就不言而喻了。

2. 東方：以「食醫」為先

中醫學自古就有「藥食同源」的理論。在遠古時代，人們為了生存，只是以採集野果和狩獵維生。隨著人類社會的發展，生產力水準的提高，食物資源的豐富，飲食保健的作用逐漸被發現，人們在尋覓食物的過程中發現了食物的性味和功效，認識到某些食物既可食用又可藥用，乃至把某些養生治病和副作用比較強的食物從人類食物群中分列出來，成為專門防治疾病用的藥物。也就是說，某些食物除了具有滋養人體作用外，還有治療疾病的作用，很多藥物就是從食物中衍生出來的，於是就有了「藥食同源」的理論。這既是飲食保健的萌芽，也是藥物的起源過程。

這些特殊食物中有些是有毒的，古人對它們的使用就非常謹慎，常權衡再三方作使用。不管是用作一般充饑的食物，還是這些具有藥性的特殊食物，它們的合理運用，都有可能成為協調機體，使之更好地與自然界保持和諧與順應的重要因素。

人們在與自然界抗爭的經驗中，認識到許多食物具有藥性，因為「凡藥三分毒也，非只大毒、小毒謂之毒，雖甘草、人參不可不謂之毒，久服必有偏性，氣增而久，失之由也」（《儒門事親》，宋代張子和著）。就是說，只要是藥物，不管毒性大小，多少都有

些毒性，人參、甘草吃多了，也「必有偏性」，也會對人體造成影響。

久而久之，中國人形成了一個帶有規律性的共識：欲保持健康、無病，或有病之後要加以治療，當從飲食調養做起。以無毒而有益於健康的食物為主，以飲食調養為本，飲食調養在先；藥物治療結束後，還當「食養盡之」。

據《周禮》記載，早在三千年前的西周，我們就已建立了世界上最早的醫療體系。當時醫生分為四類：即「食醫、疾醫、瘍醫、獸醫」，並明確提出以「食醫」為先。其任務是「掌和王之六食、六飲、六膳、百饈、百醬、八珍之齊」，即調和食物，確立四時飲食，預防疾病。

戰國名醫扁鵲就有「君子有病，期先食以療之，食療不癒，然後用藥」的經典闡述。唐代醫家孫思邈更是身體力行，他信奉「食養」，以食為補，認為「如此乃可延年得養生之術耳」。

孫思邈活了百餘歲，顯然與他善用以食為補有關。並指出：「安身之本，必須於食。救疾之速，必憑於藥。不知食療者，不足以全生。」這些論述足以可見孫思邈對食療養生的積極認可。孫思邈也高度肯定了「食治」的作用，指出：「夫為醫者，當須先洞曉病源，知其所犯，以食治之，食療不已，然後命藥。」主張醫生治病，必須根據疾病的病因和所侵犯的臟腑，先用食物治療，在食療不癒的情況下，再用藥物治療，調理臟腑功能的過盛過衰。因為「食能排邪而安臟腑，悅神爽志，以資血氣」，指出食物具有祛除病邪、安臟腑，愉悅人的精神情緒的作用，因而可以促進氣血生成。孫思邈的食療學說在繼承前人成就的基礎上，累積了更為豐富的經驗，在理論和實際上都有許多新的闡述和提升，在千餘年的發展過程中，一直為後世醫家所接受和繼承。

事實上，就臨床而言，今天的不少病症，我們往往就主張僅以食療為主，透過食療加以調理或防範，絕大多數患者，也更願意接

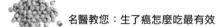

受食療，而且效果真的不錯，有不少癌症患者受益。

　　現在，美國《食品補充劑健康與教育法》改以非常寬容的態度對待中草藥，認識到了中醫食療的巨大科學價值，指出：適當地使用以中草藥為替代品的食物補充劑，可以有效地預防慢性退行性疾病，如癌症、心血管疾病和骨質疏鬆等疾病的發生，可有效地降低醫療費用和不必要的手術費用。這是一件非常成功的「中為西用」的生動實例。在歐洲「營養醫學」、「營養藥理學」等新學科紛紛出現，這些都反映了中國傳統「食療」思想被西方廣泛接受的有利事實。

　　可以說，「食醫」與「食療」是中國對「食物是最好的藥物」的最好體認。「食療」的發展凝聚著中華民族的智慧，反映了中華民族對健康與疾病問題的深刻認識和掌握。今天，簡便有效的食療法越來越受到人們的青睞，它讓人們在享用食品的樂趣中得到治療的益處。

3. 癌症「以護胃為先」

　　中醫學強調：飲食保健首先須注重脾胃功能的調理保護。只有脾胃運化健旺，才能接受飲食物並將其轉化為精微物質，輸送到周身百骸營養五臟六腑，從而發揮對機體的營養與保健作用。因此，古今醫家都注重脾胃功能，稱「脾胃為後天之本」、「氣血生化之源」，對健康發揮著決定性的作用。

　　若飲食不當，首先傷害的也是脾胃，故有「脾胃一傷，百病由生」之經典名言。金元四大家之一的李東垣，在著作《脾胃論》中，就十分強調脾胃病飲食治療的重要性，提出了「飲食保健，首重脾胃」的觀點，為我們研究飲食保健提供一定的理論依據。總之，若要養生防病，須注意顧護脾胃，癌症患者尤需如此，尤需「以護胃為先」。

　　癌症患者的治療和康復是個長期過程，治療過程中，患者本來脾胃功能較差，還要承受電療與化療之苦，脾胃功能更弱，很多患者出現吃飯沒胃口、飲食不香等現象。若再妄行攻伐，身體弱、差之上更顯衰敗，「脾胃一敗，死期即到」。因此，攻伐之「霸道」治法在癌症治療中不足取。

　　導師何裕民教授臨床上更主張用溫和的「王道」之法，「王道」就是無毒或零毒，也就是說，對癌症患者，盡可能少用損傷脾胃或服用後讓人不舒服的中藥和食物。也就是說，在治療慢性病，特別是癌症的同時，和胃護胃，以「護胃為先」，尤顯重要。

　　在堅持「護胃為先」的原則基礎上，清代名醫葉天士的名言「胃以喜為補」，充分體現著中醫學的護胃養生觀。「胃以喜為補」是說要從自身的身體狀況出發，要順其自然，不能強求，身體裡不需要的，不喜歡的，就不要硬吃。

　　現在很多患者家屬，在患者一經治療後，就給患者硬補，反而使患者出現消化不良、腹脹等不適表現，病情加重的也不在少數。因此，不要強求患者根據所謂道　塗　的飲食方法進食。「想當然」往往會事與願違，得不償失，甚至弄巧成拙。現代人的一些慢性病是盲從社會習俗，硬「吃」出來的。在胃口不適的情況下，肥甘厚膩之類，或許就是胃所「惡」的；而粗茶淡飯、清淡飲食，或許就是胃所「喜」的。因此，癌症患者要順應脾胃的喜好，適合自己的口味來選擇食物，對脾胃才會發揮保護作用。

　　當然，任何事都要有個限度，「胃以喜為補」之「喜」並不意味著能無節制過量食用。飲食尤其要講究「度」，過量、過度了，就會物極必反，甚至釀成大禍。所以即使「喜為補」，也得適可而止。

　　當今社會，慢性病、富貴病越來越多，這種「胃以喜為補」的觀點，顯得更加有價值，在癌症防治中也有著現實上的指標意義。

　　由此，導師何裕民教授給患者推薦了飲食「六字真言」：粗、淡、

雜、少、爛、素。

「**粗**」：指的是粗糧、雜糧、粗纖維類食物。

「**淡**」：指少食高脂肪、動物蛋白類食品，以天然清淡果蔬為宜，適當控制鹽的攝取量（每人每日攝取量不超過 6 克）。

「**雜**」：是指食譜宜雜、廣，只要沒有明確的致癌性或不利於某種癌症的防範與康復，均可食用。

「**少**」：指對食物攝取的總量及糖、蛋白質、脂肪的攝取量均應有所節制，消化功能差的癌症患者可每餐少食，適當加餐。

「**爛**」：是除新鮮水果、蔬菜外，其他食物均應煮爛、煮熟，特別是老年癌症患者和放、化療治療中及治療後的患者，尤其要煮爛，以利消化。

「**素**」：多指新鮮蔬菜和水果，這些食物富含各種維生素和礦物質等，對癌症的防範和康復益處多多。

總之，要保護脾胃的消化功能，才能促進飲食營養的正常吸收。在中醫看來，人的所有生理功能都有它內在的節律性和規律性，順應這種規律和節律，則可促進機體與自然保持和諧，從而促使各項生理功能的有序協調，進而增進健康。否則，飲酒無數、饑飽無度等，均可嚴重干擾正常的脾胃生理功能，久之則釀生疾病。

國際研究共識

癌症發生、發展過程中飲食因素的作用，一直是國際癌症研究的焦點問題之一。國外在這方面的研究，無論是行動，還是研究成果，都遠遠在我們之前。因此，我們要虛心學習，為我們借鑑。

1. 營養學史上最全面的調查

柯林‧坎貝爾是美國康乃爾大學的教授，國際知名的營養學家，

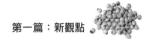

曾榮獲美國癌症研究終生成就獎，被譽為「21世紀營養學界的愛因斯坦」。他對膳食、營養與慢性病關係的研究成果引人矚目。

坎貝爾教授很了不起，他為了研究合理膳食促進健康等問題，並和美國社會不合理的膳食所造成的健康災難相比較，曾在1981～1987年千里迢迢來中國大陸地區做實地調查，得出了許多有意義的結論，並構建了當代東西方飲食結構、飲食譜跟疾病譜的關係圖。「健康調查」，是有史以來規模最龐大的關於膳食、生活方式和疾病的流行病學研究。在調查結束後，他撰寫了《健康調查報告》、《救命飲食》等影響深遠的著作。

坎貝爾教授在其著作中有一個貫徹始終的明確觀點就是：

以動物性食物為主的膳食，會導致很多慢性病的發生（如癌症、冠心病、肥胖病、糖尿病和自身免疫病等），以植物性食物為主的膳食最能有效預防和控制慢性疾病的發生。

坎貝爾教授不僅透過動物實驗，還透過對中國大陸地區人士膳食的長期追蹤，從多方面有力地證明了這一研究成果，他的出版物《健康調查報告》被《紐約時報》評價為流行病學的曠世鉅作，值得我們閱讀參考。

坎貝爾教授在中國大陸地區選擇了65個縣，每個縣選擇100個人，共為六千五百個人做定期抽血檢查，後來還有所追加，連續做了7年的追蹤調查，研究的資料變數大概有367組，得到八千多組具有顯著統計學意義的資料。而且他所做的這樣大規模調查的資料，一直到現在有近30年了，人們還在做分析和研究。

這六千多人，一生中有94％都沒有離開過自己的故鄉，他們一生的飲食結構變化極微，飲食習慣和生活方式幾乎沒有變化，很有研究的價值。透過非常嚴格的科學驗證之後，得到的調查結果和資料很多。他對這些結果、報告做了一系列分析，這項分析在人們看

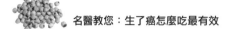

來確實很複雜，但是簡單歸納後來看，其實結論只有一個：

其膳食當中，肉吃得愈少、吃得愈素的地方，也就是植物性的膳食吃得愈多的地方，這些地方人體血液當中雌激素、膽固醇的指數就愈低，濃度就愈低，癌症、心臟病、骨質疏鬆症、肥胖症、糖尿病等慢性病的發病率也就愈低。

看起來很簡單，可是，在其背後，我們看到傳統膳食結構的合理性，這對我們今天來探究癌症等慢性病的發病率如此居高不下的社會現象，有相當的參考價值。

坎貝爾教授為什麼選擇中國大陸地區來做這樣的飲食與健康關係的研究呢？除了他自己的專業背景外，還有以下幾個原因：

一是因為 20 世紀 80 年代的中國大陸地區，經濟並不富裕，人們的生活條件較差，動物性食物攝入較少，而植物性食物吃得比較多。他認為當時中國人的膳食結構比較合理。

二是當時中國大陸地區所呈現的疾病死亡率，特別是癌症，和區域性有非常大的關係，在相同的基因和種族背景下，坎貝爾教授希望去瞭解出現這種差異的原因，到底是由什麼樣的環境因素和飲食因素具有主導作用。

20 世紀 70 年代，中國大陸地區腫瘤發病率所呈現的狀況很值得思考。例如鼻咽癌，在某些縣沒有一例鼻咽癌患者；而在某些縣，年發病率竟高達 10 萬人中有 75 人死於鼻咽癌，這種差異確實很大。

還有食道癌，對男性而言，有的縣 10 萬人中每年僅 1 人死於食道癌；可是在某些縣死於食道癌者竟高達 435 人。比例太過懸殊，讓人驚詫！使當時坎貝爾教授的研究組在尋找研究對象時，產生濃厚興趣，這是他到中國大陸地區做膳食和健康調查的一個基本理由。

他觀察到這些差異性後，就開始深入思考一些問題。從我們中

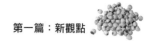

國人的角度來看這些問題，同樣也有很大的啟發。

首先，他們認為，中國人的基因背景基本上是相同的，在這樣的情況下，癌症的發病和死亡現象，不同地區差異懸殊，是否與各地環境及人們的生活方式不同有關？遺傳是不是主要的影響因素？後來，人們對癌症有了更深入的認識之後，證明了坎貝爾教授的猜想——對癌症的發生與發展，環境、人們的生活方式等因素對其影響更大，而基因對癌症發病的影響，可能只發揮了 2% ～ 3% 的作用。

其次，坎貝爾教授在他的著作裡說，在美國，某個州跟另一個州，同一種癌症的罹患率哪怕是相差 2%，他們都認為這是不得了的差異。但是在中國大陸地區，居然同一種癌症在同一種遺傳背景之下，死亡率可以有那麼大的差異，這太不可思議了，應該認真探討和研究，揭示造成如此巨大差異的原因。

最後，坎貝爾教授關注的另一個重要方面是：在 20 世紀 80 年代，中國大陸地區各種癌症的發病率雖然較高，可是和當時美國罹患癌症的數字相比，還是偏低的。慢性病當時在中國大陸地區並沒有呈現出高發狀態，一般民眾並未受到慢性病的折磨！而當時美國的癌症及其他慢性病發病率遠高於中國大陸地區。為什麼當時中國人罹患癌症的發病率那麼低？而美國人罹患各種癌症的機卻那麼高呢？他迫切地希望找到差異的原因。他意識到其中一大原因可能就是東西方的食物結構之差異！也就是說：食物譜跟疾病譜密切相關！

在經過一連串嚴格的交叉比對之後，坎貝爾教授在他的《健康調查報告》中，報導了一個相當客觀的現象。他告訴人們：

心臟病、癌症、自體免疫病、糖尿病，可能都跟血液當中的膽固醇含量有關，研究發現膽固醇的含量幾乎跟所有的慢性病都有關係，而且有非常強烈的關聯性，它有一個正相關的關係。

坎貝爾教授在他的報告裡，很清楚地指出，血液中膽固醇的指

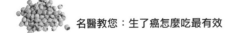

數是文明病（即各種慢性病）最強的預測因子。這是從大量的資料中客觀研究出的結果，是不容否認的事實。

對於動物性蛋白質的攝取與體內膽固醇濃度的關係，坎貝爾教授也做了觀察研究。食物中的成分如何影響血膽固醇的含量，他的研究告訴人們：

一般人會認為血膽固醇的含量可能來自於動物性產品的膽固醇。事實上不然，飽和脂肪酸跟膳食裡的膽固醇對於血膽固醇的貢獻，其實並不是最主要的，對血膽固醇貢獻最強的是動物性蛋白質，超過食物當中的飽和脂肪酸與膳食當中的膽固醇。動物性蛋白質如果增加，就是我們吃的肉食愈多，血液膽固醇的比例就愈高；如果在食物當中攝取植物性的膳食，有助於把血膽固醇的濃度降低。如果限制動物性蛋白質，膽固醇的比例也會下降。甚至於植物性蛋白質攝取量不是那麼多，再控制動物性蛋白質，血膽固醇也會下降。如果只是避免使用飽和脂肪酸和膳食裡的膽固醇，並不能非常有效地移除我們血膽固醇的濃度，一定要把動物性蛋白的量降低，才能夠把血膽固醇的主要來源給切斷。

這段話給人們很大的警示：就是一定要減少動物性蛋白質的攝入，因為它幾乎是慢性病最主要的成因，而膽固醇含量幾乎跟所有的慢性病都呈正相關。

還有就是肥胖與熱量的問題。一般人可能會有這樣一種概念，好像吃進去的熱量愈高愈容易發胖，其實這不一定正確。當時坎貝爾教授比較中國大陸和美國地區人民每天所攝取的熱量的狀況。

在中國大陸，一個體重 65 公斤的人每天平均攝取的熱量是 2641 千卡；而在美國同樣重量的人平均只攝取了 1989 千卡。看到這個數字，很多人肯定會很驚訝！因為我們一般認為，熱量攝入過多，超過我們身體所需，熱量供大於消耗，那麼多餘的熱量就會以脂肪的

形式在體內儲存，人們就會出現超重或肥胖。美國人的體態明顯比東方人肥胖，體重會比中國人高，但為什麼他們攝取的熱量反而比中國人低呢？而苗條的人群攝取的熱量卻較高？這個結論和我們一般的看法好像是矛盾的。

但繼續觀察發現：雖然出現這樣的矛盾，卻是自有其科學依據的，兩者膳食的內容差異很大。一方面，中美兩國人民攝取的脂肪佔總能量的比例，有很大差異，在中國當時只有14.5％，而美國卻高達34％～38％。同時，中國人飲食中動物性蛋白質提供的熱量佔總熱量的百分比比美國低很多；另一方面，中國人從食物裡獲得的膳食纖維比美國人高，幾乎是美國人膳食纖維攝入量的3倍左右。最後一項是鐵的總攝入量，中國雖然是以植物性食物為主，而美國以動物性膳食為主，可是從食物中鐵的總攝入量來看並不比美國少，反而更多（表一）。

表一　中美居民膳食攝入比較

營養素	中國	美國
熱量（千卡／天）	2641	1989
總脂肪（％熱量）	14.5	34～38
膳食纖維（克／天）	33	12
總蛋白質（克／天）	64	91
動物性蛋白質（％熱量）	0.8	10
鐵總攝取量（毫克／天）	34	18

＊摘自《健康調查報告》，[美] 柯林‧坎貝爾博士、[美] 湯瑪斯‧M‧坎貝爾著。

從以上這些資料分析就可以知道，為什麼當時中國人的慢性病發病率，與美國比起來這麼的低，顯然和膳食結構有關。

2. 世界癌症研究基金會的權威結論

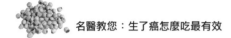

在癌症研究方面，不得不提及世界癌症研究基金會（WCRF）的突出貢獻。WCRF 是一個歷史悠久的國際性聯盟組織，致力於癌症預防和控制。其成員包括設於英國的總部及設於世界各國的成員組織，美國癌症研究所等重要機構都是她的成員。WCRF 組織與協調各成員機構的策略性研究，以便在全世界推廣防癌意識，並資助創新性的與癌症相關的科學研究，同時提倡新的調控和防癌措施。

在飲食控制方面，依據科研結果，該組織早就強調應該做到有選擇、有節制。早在 1997 年，世界癌症研究基金會（WCRF）便與美國癌症研究所（AICR）共同發布了權威的《食物、營養與癌症預防》指南，指出：

減少脂肪的攝入，是抗癌膳食的首選，應「控制膳食脂肪攝入在總熱量的 30％ 以下」。且有充分證據證明蔬菜和水果是多種癌症的防護因素，蔬菜和水果的攝入量越多，發生癌症（胃癌、肺癌等）的危險越小。

2002 年世界衛生組織（WHO）也推出了類似的建議。總之，癌症與飲食的關係十分密切，對此，人們必須予以充分重視。

3. 《新版指南》：權威的聲音

2007 年 10 月，WCRF 等全球權威組織在全球多個都市同時發布了《食物、營養、身體活動和癌症預防》指南第 2 版，此版是該權威機構組織中的全球數十名一流的腫瘤流行病學家、腫瘤生物學家、營養學家、公共衛生專家等權威，系統研討了世界各地發表的 2 萬多份相關調查後，得出的權威性的關於飲食與癌症關係的研究結論。

該書的研究結果表示：癌症是可防可治的疾病，30％～ 40％ 的癌症可以透過合理飲食加以預防。僅此一項，每一年就可以讓全世界生癌症的人數下降 300 萬～ 400 萬！

第二篇

新結論

1. 最受歡迎的抗癌食品

2. 遠離致癌飲食

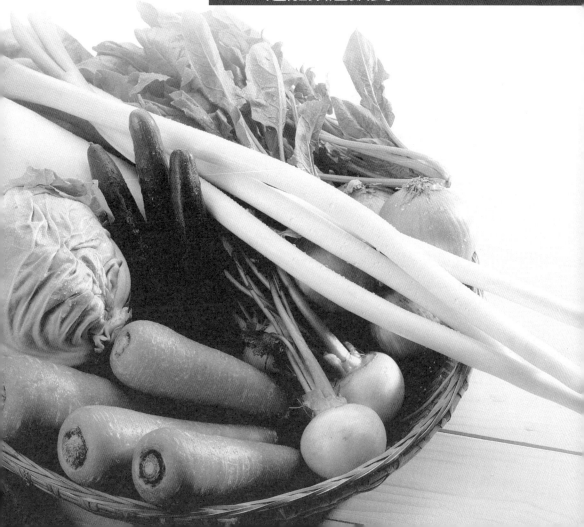

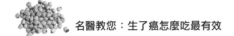

一、最受歡迎的抗癌食品

1. 富含膳食纖維的穀類、蔬菜、水果和豆類具有抗癌作用。
2. 全穀類食物，如玉米、蕎麥、薯類、薏仁更健康。
3. 非澱粉類蔬菜、蔥類蔬菜有抗癌之功。
4. 水果是抗癌之寶。
5. 一把蔬菜一把豆，一個雞蛋加點肉。

膳食纖維是好東西

　　膳食纖維主要分為不可溶性纖維（如木質素、纖維素、某些半纖維素等）和可溶性纖維（包括果膠、樹膠和黏膠等）。現在很多人生活好了，認為纖維就是「粗草料」，吃粗糧都是過去的事，但事實並非如此！

　　早期，由於民眾普遍攝入熱量不夠，故關於營養不良的報告中，人們對穀類並不在乎；而只是過度關注高熱量、高營養的動物性食物，如雞蛋、牛奶、肉等，認為這些食物能提高體能，增強體力。

　　1960 年英國營養學專家楚維爾等在東非烏干達等地研究發現，現代文明病，如心腦血管疾病、糖尿病、癌症及便祕等在英國和非洲有顯著差異。非洲居民因天然膳食纖維攝入量高，現代文明病發病率明顯低於英國。楚維爾因而於 1972 年提出「食物纖維」的概念，並發表兩篇著名的營養學報告，指出：現代文明病的發病率與食物纖維的消耗量成反比；食用高纖維含量的飲食在一定程度上可以預防高血脂、高血壓、癌症、心臟病、糖尿病和肥胖等疾病。這兩份指標性報告，拉開了人類研究膳食纖維的序幕。

　　20 世紀 70 年代末開始，已開發國家對於膳食纖維的興趣大大

增加。背景因素是因為人們發現：熱量攝入已經不再是問題，而因高蛋白、高脂肪攝入增加而導致的一些慢性非傳染性疾病的發病率卻在逐步增加。

第二版的《食物、營養、身體活動和癌症預防》指南（以下簡稱《新版指南》）指出：

含有膳食纖維的食物能夠預防結直腸癌等；也有些證據顯示含有膳食纖維的食物能夠預防食道癌。

另外，膳食纖維還有間接的保護作用。這體現在膳食纖維本身的低熱量，可防止肥胖等，以及防範由營養過剩所引起的一些腫瘤的發生、發展等。

如今，富含膳食纖維的穀類、蔬菜和水果具有抗癌作用，已成為人們的共識，同時也得到了大量的實驗結果和流行病學研究結果的支持。

膳食纖維可以充分吸收水分，可以使食物殘渣膨脹變鬆。膳食纖維可以「擦洗」人們的結腸和直腸之腸壁，加速消化系統對所攝入食物的運輸，減少有害物質在體內滯留的時間。當飲食中缺乏足夠的膳食纖維成分時，人們就可能會出現便祕，長期便祕則有患結直腸癌的高風險。

全穀類食物更健康

穀類的外層是穀皮層、糊粉層和胚芽部分，內部是胚乳部分。穀皮裡，主要含有纖維素、半纖維素、礦物質、脂肪等營養成分。糊粉層主要含有維生素 B 群、磷等礦物質；胚芽部分含有脂肪、蛋白質、礦物質、維生素 B 群和維生素 E 等營養成分。而胚乳部分的主要營養成分就是澱粉和少量的蛋白質。因此，穀類的營養成分主要分布在穀皮層、糊粉層和胚芽這些外層部分，而胚乳部分的主要

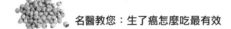

作用就是提供熱量。

在對穀物進行精製加工生產白米、麵粉、麵包、糖的過程中，會流失外層穀皮、糊粉層和胚芽裡的各種營養素，失去其中的膳食纖維和一些可能有防癌抗癌作用的微量成分，如各種維生素和礦物質等。大量的研究發現，隨著穀類加工程度的提高，其中的脂肪、蛋白質、礦物質和纖維素的流失量都明顯增加。典型的穀類精製加工食物，如白麵包、糖果、點心、蜜餞等。

營養學家告訴我們，我們每天攝入的碳水化合物有99％來自於水果、蔬菜和穀類。精製的澱粉和糖本身只能提供熱量，進入機體後會轉變為脂肪，營養價值低。膳食中穀類的精製程度本身便可能是引發癌的重要危險因素。因此，我們應該盡量避免食用精製食物。

當這類食物未經加工處理和精製，完全以自然狀態攝入，那麼，其中大部分碳水化合物屬於「複合」形態的碳水化合物，而複合碳水化合物對人的健康是大有益處的！它保留了穀類外層更多的營養素，包括膳食纖維、維生素和礦物質等。人體雖然不能消化吸收膳食纖維，但膳食纖維對我們的健康非常有幫助，如降低血液膽固醇、防止腸癌、減輕體重等。

因此，多吃全穀類、粗（少）加工和含膳食纖維較多的食物，是飲食防癌抗癌的基本常識。《新版指南》明確強調：

長期食用穀類食物更安全。關於穀物（穀類）和根莖類能夠影響某些癌症危險性的直接證據還不是很充分（但已經有不少證據——編者注）。

膳食纖維主要存在於穀類、塊莖、塊根及蔬菜、水果和豆類，而所有這些食物的全食物或輕度加工後都含有豐富的膳食纖維。

穀類食物，包括小麥、稻穀、玉米、薯類、大麥、燕麥、黑麥等，建議人們多吃粗糧和雜糧。粗糧和雜糧類，如玉米、蕎麥、番薯和

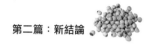

糙米等，富含豐富的膳食纖維和各種營養素，對抗癌有積極的作用。

1. 玉米

又稱玉蜀黍、包穀。玉米的保健作用很好，被讚為「黃金作物」。中醫認為玉米具有調中健胃、益肺寧心、除濕利尿的作用。

可以說，玉米渾身都是寶。玉米含大量的卵磷脂、亞油酸和維生素 E 等營養素，可以預防高血壓和動脈硬化；含有大量的維生素 B 群，能增食欲，健脾胃。

現代研究表示，玉米含有大量的賴氨酸，對防範及治療癌症有一定的效果。實驗證明，賴氨酸不僅可抑制和減輕抗癌藥物的副作用，而且還能抑制癌細胞的生長。玉米中的維生素和胡蘿蔔素對化學致癌物質也有抑制作用。玉米中的穀胱甘肽能使某些致癌物質失去毒性，從而有效地防止癌症的發生和發展。此外，玉米中還含有大量的膳食纖維，可刺激腸壁蠕動，促使致癌物質和其他毒素排出，減少大腸癌的發生。

玉米油具有很好的降脂作用，玉米油含不飽和脂肪酸，是膽固醇吸收的抑制劑，有很好的降低血液膽固醇的作用。

中藥常用的「玉米鬚」，就是非常好的利尿、降血糖佳品。

在平常飲食過程中，玉米熟食，有補益脾胃、充饑健身的作用。玉米粉碎成細渣煮粥，也很養生，可作為腫瘤患者病後體虛的食療之品。

如腫瘤患者出現小便不利、腹水和水腫時，中藥湯劑中就常用玉米鬚，患者也可用玉米鬚煎湯飲用；或者用玉米粉 90 克、山藥 60 克，加水煮粥食用，也有很好的利尿消腫作用。

對於尿頻、尿急、尿痛者，可用玉米棒芯、玉米根（鮮品）各 30 克，水煎去渣，加白糖少許，每日 2 次，連服 3 日，可有一定效果。

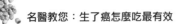

2. 蕎麥

蕎麥能消積，俗稱淨腸草，是一味古老的常用食物和藥物，歷代醫學著作中有不少用蕎麥來治療疾病的記載。中醫認為其具有開胃寬腸，下氣消積，清熱解毒，除濕袪風，解酒殺蟲的作用。

蕎麥是典型的粗糧。蕎麥含有 18％的膳食纖維，被譽為「膳食纖維的寶庫」。現在坐辦公室的人得「三高」（高血壓、高血脂、高血糖）和直腸癌、結腸癌的比例很高，而蕎麥有「三降」作用，即降血糖，降血壓，降血脂。常吃蕎麥可以促進胃腸蠕動，清洗人體的腸壁，通便，預防結直腸癌，因此蕎麥非常適合現代都市人群食用。

眾多的研究一致認為：高纖維素飲食對乳癌有保護作用。並且，隨著攝取量的增加，其保護作用越明顯。澳洲科學研究所的試驗也表示，增加進食富含纖維素的食物，可使乳癌患病率降低 50％；持續每日進食 30 克左右纖維素食物的婦女，患乳癌機率最低；而每日進食少於 14 克纖維素食物的婦女，患乳癌的比例則最高。

腫瘤患者因消化不良，往往出現胃腸積滯而致的腹部悶脹、疼痛等症，在家庭烹調時，可用蕎麥做麵或做飯，或煮粥，連食三四次，有很好的療效。

但因蕎麥性偏寒涼，故脾胃虛寒（症見胃痛隱隱，冷痛不適，喜溫喜按，勞累或受涼後疼痛發作或加重，泛吐清水，食少，神疲乏力，手足不溫，大便溏薄，舌淡苔白，脈虛弱等）的腫瘤患者須慎食。

3. 薯類

包括番薯、馬鈴薯等，是很好的抗癌食物。

番薯，又稱紅薯、山芋、地瓜，被喻為「抗癌冠軍」。番薯味

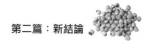

美而甜，營養豐富，是雜糧中較好的一種食物。既可作主食充饑為健康食品，也是祛病的良藥。中醫學認為，番薯性甘溫，具有補脾胃、益氣力、通便祕的作用。

番薯含有豐富的營養成分，具有多種保健及藥用價值。現代科學研究顯示，番薯屬於低熱量、高容積食品，350～400克的番薯所產生的熱量僅相當於100克白米所產生的熱量，但含水量卻遠高於白米。

番薯又屬鹼性食品，可以中和體內因食肉、蛋等產生的過多的酸，維持人體酸鹼平衡，有助於減肥。還能提供大量的膠原和黏多糖物質，能保持動脈血管的彈性，並防止動脈粥狀硬化和高血壓等疾病的發生。

番薯的抗癌作用也是備受推崇。日本國立癌症預防研究機構對有明顯抗癌效用的蔬菜排名，其中熟番薯、生番薯分別被排在第一、二位。

美國一所大學研究發現，番薯中有一種叫脫氫表雄酮的物質，對防治癌症有一定的效果。番薯中含有豐富的 β 胡蘿蔔素、維生素C和葉酸，β 胡蘿蔔素和維生素C的抗氧化作用有助於抵抗氧化應激對遺傳物質去氧核糖核酸的損傷，有助於清除體內的自由基而發揮一定的抗癌作用。常吃番薯還有助於維持人體的正常葉酸含量，而體內葉酸含量過低會增加得癌症的風險。另外番薯中膳食纖維含量很高，對促進胃腸蠕動、刺激消化液分泌、降低血糖，預防便祕、結直腸癌和乳癌也功不可沒。

日常食用時，番薯可蒸煮熟食，有補脾胃、益氣力的作用，為補益食療品。在煮食時，癌症患者常脾胃較虛弱，宜蒸透煮爛，否則不易消化。

患者有皮膚乾燥、眼乾症、頭髮易脫落者，每日吃幾塊黃心番薯，也很有益處。

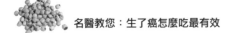

　　書上和報紙上也經常介紹番薯的抗癌作用。但這裡我們強調：番薯雖好，但吃什麼都必須要適度，番薯也是如此。

　　這裡，有一些非常典型的病例。有一年秋天，一段時間內，導師何裕民教授在門診發現，最近來複診的患者，很多人都說有肚子脹的情形。何教授就感到很奇怪：「怎麼會都肚子脹呢？」何教授一打聽，原來前兩天，有一家著名的晚報刊登了一篇文章「番薯可以抗癌」，很多癌症患者認為「這個東西好，我就多吃一點」，很多患者聽信了，就拚命吃番薯，從而導致腹脹。

　　因此，對癌症患者來說，番薯再好，也不能無限量地吃。吃什麼都要有個節度；不能過量，過量以後就會出問題。番薯含有氧化酶，含糖量高，在胃腸內會產生大量的二氧化碳氣體，多食會引起胃酸過多、腹脹，胃不舒服。

　　馬鈴薯的塊莖，民間又稱之為土豆、洋芋、山藥蛋等。可以當作主食，也可以作為蔬菜食用。本品味甘，性平，具有補脾益氣，緩急止痛，通利大便的作用。

　　馬鈴薯營養豐富，含有大量碳水化合物，同時含有蛋白質、礦物質（磷、鈣等）和維生素等。所含的維生素 C 是蘋果的 10 倍，維生素 B 群是蘋果的 4 倍，各種礦物質含量也是蘋果的幾倍至幾十倍不等。

　　由於馬鈴薯中含有較多的維生素 B_6、泛酸和維生素 C，而這些物質具有增強淋巴組織及強化黏膜組織的作用，可以預防上皮組織發生癌症及增強機體的整體抗癌能力。

　　在食用時，用馬鈴薯做湯、炒、煮或蒸熟食等均可，建議不食薯條和薯片之類的油炸食品。

　　在門診中，何裕民教授也瞭解到有不少患者用「馬鈴薯生汁療法」治療癌症，我們不否定對有些患者可能有些效果，但須切記以

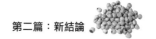

下四點：

(1) 不可以迷信：因為這種食物療法只有輔助效果，它的效果不一定會超過茶葉、番薯、花椰菜和番茄等。畢竟這些食物的抗癌功效人們已經研究了幾十年，而且有權威的文獻研究報導。千萬不可輕易聽信坊間傳言，說其多麼多麼神效，吃好了多少多少患者。

(2) 不能過量：要知道，即使是番薯、胡蘿蔔等，用之不當也都會對人體有不利影響。

(3) 不主張生吃：盡量不要生吃馬鈴薯汁！我們的臨床案例中已經發現有生吃馬鈴薯汁中毒的類似事件！切記，切記！

(4) 禁食綠皮和發芽的馬鈴薯：這類馬鈴薯含較多的龍葵鹼，毒性較高，易於引起中毒，出現頭痛、腹痛、嘔吐、腹瀉、瞳孔散大、心跳減慢、精神錯亂甚至昏迷等症狀，不可食用！特別是癌症患者，本來胃腸功能就欠佳，再來折騰，誤了治療不說；很可能還會加重症狀或痛苦！

4. 薏仁

也稱薏米、米仁、苡米、六穀子、起實、回回米，為藥食兩用佳品。中醫認為其具有利水滲濕、健脾止瀉、清熱排膿的作用。

現代研究顯示：薏仁具有一定的抗癌功效，可阻止癌細胞生長，提高機體免疫功能。臨床應用薏仁配伍的煎劑，能觀察到對晚期癌症患者有延長生命的效果，並發現給癌症患者腹腔注射薏仁丙酮提取物後，經腹水檢查，癌細胞的原生質發生了顯著變性。

薏仁也是臨床抗癌中藥方中常用之品。該品性味平和，微寒而不傷胃，益脾而不滋膩，一年四季皆可食用。因為其營養豐富，所以常用於久病體虛、病後恢復期，是癌症患者治療期間和康復期間

的食療佳品。薏仁與白米或糯米煮粥或煮飯食用即可，一般家庭易於烹調。

患者出現脾虛不運腹瀉者，可用薏仁煮粥食；或薏仁、白扁豆各 30 克同煎服，有補脾和胃，利濕止泄的作用。

患者出現脾肺虛弱，見到脾虛腹脹，咳嗽氣喘者，可以用山藥、薏仁各 60 克，柿餅 30 克，加水煮粥食用。

患者出現腹水和水腫者，薏仁也有輔助治療之效。膀胱癌患者出現小便淋漓不盡者，可用綠豆、薏仁勾芡實適量煮湯食用，食用時，可加少許薄荷油。

肺癌患者可選用紅豆薏仁粥。薏仁 100 克、棗（乾）25 克、紅豆 50 克、仙鶴草 10 克、白砂糖 30 克。將薏仁、紅豆以溫水浸泡半日，用紗布將仙鶴草包好，紅棗去核浸泡，將薏仁、紅豆、仙鶴草、紅棗一同放入鍋中，加水煮成稀粥，最後撒上糖調味即可。本方可清熱解毒、活血止血，並可減輕藥物對肝臟以及機體免疫功能的損害。

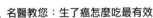水果蔬菜：保護性食物

蔬菜、水果等富含維生素 C、β 胡蘿蔔素、礦物質、超氧化物歧化酶和葉酸等，還含有豐富的膳食纖維，主要是纖維素、半纖維素、樹膠和果膠等。

坎貝爾教授在健康調查中，透過記錄維生素 C 和 β 胡蘿蔔素的攝取量，以及測定血液中的維生素 C、維生素 E 和類胡蘿蔔素的含量，評估了人體內的抗氧化劑水準。在這些抗氧化劑的指數中，維生素 C 提供了最令人信服的證據。他告訴人們：

維生素 C 和癌症最明顯的關聯關係在於不同地區的癌症易發家庭的數量。透過調查維生素 C 和各地區易發腫瘤家庭的數量，可以發現維生素 C 和癌症發病率之間存在著顯著的相關性。血液中的維生素 C 含量比較低的時候，這些家庭的癌症發病率

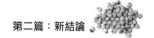

比較高。血液中低含量的維生素 C 與食道癌的高發病率之間有顯著的相關性，與白血病、鼻咽癌、乳癌、胃癌、肝癌、直腸癌、結腸癌、肺癌都有顯著的相關性。

維生素 C 主要存在於哪裡呢？動物性食物不含有維生素 C，蔬菜、水果是維生素 C 天然的存儲庫，蔬菜和水果具有很好的抗癌作用。在水果攝取量最低的地區，癌症的發病率是平均值的 5 ～ 8 倍。維生素 C 與癌症的這種相關關係，在冠心病、高血壓性心臟病，還有中風中也都存在。

《新版指南》指出：

很長一段時間以來，水果和蔬菜就被作為「保護性食物」加以推薦。早在 1990 年代就有一些統計學的證據，證明蔬菜和水果具有預防癌症的作用。

特別值得一提的是：蔬菜，尤其綠葉和黃葉蔬菜，有明確的預防胃癌作用。

蔬菜和水果能夠預防某些癌症的證據，還受到食物含有多種微量營養素方面的證據支持。這些營養素主要存在於蔬菜、水果、豆類、堅果和種子，以及穀類、根莖類和其他植物性食物中。

筆者在何裕民教授的指導下，在博士研究期間，對發病率較高的 6 種常見癌症（肺癌、肝癌、胃癌、大腸癌、乳癌和胰臟癌）與飲食的關係進行了調查研究，顯示出不同種類的食物與腫瘤的發生、發展有密切的關係。研究發現：蔬菜和水果的確是這六種癌的保護性因素。

有病例對照研究顯示，男女蔬菜、水果消耗量均和結直腸癌風險呈負相關。多數流行病學研究支持：經常食用新鮮蔬菜和水果，尤其是富含維生素 C 者，對肺癌的發病有保護作用。飲食習慣的調查發現，新鮮蔬菜和水果是男性肺癌發生的保護性因素，而醃肉、

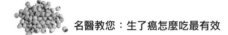

油煎食物和辣椒則會增加女性患肺癌的風險；與此相反，水果、綠葉蔬菜、維生素 A 對女性的保護性更強。

美國德克薩斯州大學腫瘤研究中心用多種含葉綠素的蔬菜做實驗證明：含葉綠素越多，抑癌作用越強。芹菜、黃瓜、生菜等含葉綠素較多，大蔥、菠菜、芥菜、香菜及番茄、胡蘿蔔中也含有較多的葉綠素。並指出：95％的葉綠素不會被腸道的酸鹼成分所破壞，因此可以長期發揮抑癌作用。

1997 年英國科學家研究指出，如果減少肉食而多吃蔬菜和水果，癌症發病率可降低 40％。因此，把住「癌從口入」關，就要提倡少吃動物性高熱量、高脂肪食物，多吃綠色食品，新鮮蔬菜和水果才是最佳的抗癌食物。

世界衛生組織、美國農業部以及國際上對癌症的研究指出，建議每餐都吃適量未加工的蔬菜、水果、全麥和豆類，每天至少吃不同種類的蔬菜和水果 400 ～ 800 克，並保持蔬菜 3 ～ 5 種，水果 2 ～ 4 種。蔬菜和水果中的一些特殊成分在預防胃癌、結腸癌、乳癌、前列腺癌等方面，具有其他食品難以替代的益處。

非澱粉類蔬菜可以抗癌

近年來，大量研究結果進一步充分肯定：非澱粉性蔬菜（蔬菜可以分為葉菜類、根莖類、瓜和茄類、鮮豆類，根莖類如藕、馬鈴薯、芋頭等，含澱粉量較高，為澱粉性蔬菜；其餘的都為非澱粉性蔬菜）可預防口腔癌、咽喉癌、食道癌和胃癌等。還有證據提示：它們也能夠一定程度預防鼻咽癌、肺癌、結直腸癌、卵巢癌和子宮內膜癌等。

研究證明：非澱粉類蔬菜中可能產生預防作用的，是許多不同種類的植物性食物成分，如膳食纖維、類胡蘿蔔素、葉酸、硒、硫代葡萄糖苷、吲　、香豆素、葉綠素、類黃酮和植物雌激素等。其中，

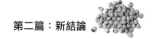

有一些成分是很強的抗氧化劑，它們可以消除自由基和活性氧分子、抵禦氧化性損傷，從而產生防範癌症的積極作用。而且，這種作用可能都是透過不同成分的各種途徑相互聯合而產生的結果。

《新版指南》指出：

含有槲皮素的食物（如蘋果、茶和洋蔥）能夠預防肺癌；

類胡蘿蔔素是一種抗氧化劑，可以有效減少口腔細胞的損傷，後者可能是口腔癌的前體；

含有 β 胡蘿蔔素和維生素 C（存在於蔬菜、柑橘類和其他水果，以及馬鈴薯中）的食物可能能夠預防食道癌；

含有茄紅素（存在於番茄以及西瓜、芭樂和杏等水果中）的食物可能能夠預防前列腺癌；

含有維生素 B_6 或維生素 E 的食物，能夠預防前列腺癌和食道癌。

1. 白蘿蔔

蘿蔔形狀、大小、肉質及色澤不一，品種較多，如白蘿蔔、紅蘿蔔、青蘿蔔、綠蘿蔔、紫蘿蔔等，各有功用，以白蘿蔔效果為優。

白蘿蔔味甘、辛，具有通氣行氣，止咳化痰，健胃消食，利大小便，除燥生津等功效，主要用於食積腹脹、腹痛，痰多咳嗽，小便不利，大便不暢等。

研究顯示：白蘿蔔中的鈣、磷、鐵和維生素 B_2 含量均超過柑橘、梨等水果，維生素 C 尤其豐富，比桃、蘋果高出 3 ～ 6 倍。豐富的維生素 C 和微量元素鋅，有助於增強機體的免疫功能，提高抗病能力；白蘿蔔熱量較少，纖維素較多，可降血脂、軟化血管，有預防冠心病、動脈硬化、膽石症的作用；白蘿蔔中含有芥子油和澱粉酶，因此有辛辣味，能助消化，增食欲；白蘿蔔中含有一定量的粗纖維，

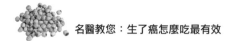
可促進胃腸蠕動，通利大便。

白蘿蔔所含的多種酶，能分解致癌的亞硝酸胺，具有抗癌作用。白蘿蔔含有的木質素，能提高巨噬細胞的活力，吞噬癌細胞。並能誘使人體自身產生干擾素，增加機體免疫力，以抑制癌細胞的生長，對抗癌有重要的作用。

常言說得好：「冬吃蘿蔔夏吃薑，不用醫生開藥方。」蘿蔔有很好的藥用價值，藥用煎湯或煮食均可。常見的食用方法，如清燉白蘿蔔、蘿蔔排骨湯等。

早在《詩經》中就有關於蘿蔔的記載，《日用本草》：「生食止渴寬中，熟食化痰消穀。」《唐本草》：「下氣、消穀、去痰癖。」所以白蘿蔔特別適合癌症患者，對於患者接受電療、化療後胃口不佳，或者食後出現食積飽脹者，白蘿蔔是非常好的開胃助消化之品：可取生白蘿蔔搗汁飲，也可直接食用。

白蘿蔔還有止咳化痰作用，對肺癌患者，或者冬春季易於感冒和咳嗽痰多者，非常適合，是化痰的食療佳品。可直接食用，也可用白蘿蔔刮絲和麵烙餅食之。

萊菔子，就是蘿蔔的成熟種子，也是中藥方裡常見的「身影」，有消食除脹、降氣化痰的作用，是中藥方劑「三子養親湯」的主藥。對於咳嗽痰多，消化不良的癌症患者尤為適宜。

【注】這裡需要糾正一個錯誤認識：很多老年人認為蘿蔔解中藥，其實不然！蘿蔔本身就是一味很好的中藥，蘿蔔只是解補氣藥如人參等，一般的腫瘤患者我們不主張用人參，所以不存在解不解藥問題！

2. 胡蘿蔔

胡蘿蔔既是家庭常食的蔬菜，同時又有人把它當作水果。新鮮

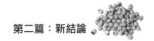

的胡蘿蔔香甜清脆，營養豐富，是一種難得的果、蔬、藥兼用之品，所以有廉價的「小人參」之稱。中醫認為其具有明目健脾，清熱解毒，行氣消食，和血養顏之功效。《日用本草》曰其：「寬中下氣，散胃中邪滯。」《本草綱目》云：「下氣補中，利胸膈腸胃，安五臟，令人健食。」

胡蘿蔔中含有 9 種胺基酸，其中人體必需胺基酸佔 5 種。臨床實踐證明，胡蘿蔔有降壓、降血糖、強心的作用，因此可作為冠心病、糖尿病患者的食療品。

胡蘿蔔含有較多的維生素 B_2 和葉酸，葉酸有抗癌作用。胡蘿蔔中的木質素，有提高機體抗癌免疫力和消滅癌細胞的作用。胡蘿蔔含有豐富的 β 胡蘿蔔素，不少實驗證實 β 胡蘿蔔素能促進巨噬細胞、淋巴細胞的功能，促進細胞因子的釋放。同時有研究認為，它對機體的免疫功能促進作用亦與其抗氧化性質密切相關。

臨床常看到很多患者喜歡生吃胡蘿蔔。但義大利的一項研究發現，胡蘿蔔素、茄紅素和葉黃素根本不怕煮，反而比生吃更能保護身體免受癌細胞侵襲。尤其是富含類胡蘿蔔素的胡蘿蔔、番茄，以及綠花椰菜和十字花科蔬菜等。

英國食品研究中心的蘇·索森說：「從生胡蘿蔔中吸收的類胡蘿蔔素為 3%～4%，把它們煮熟或搗碎後，類胡蘿蔔素的吸收可增加四、五倍，烹飪能幫助溶解。」以綠花椰菜為例，加熱到 60℃最理想，能最大限度發揮其抗癌活性，減少患食道癌、胃癌、肺癌、膽囊癌和皮膚癌的危險。因此，胡蘿蔔最好熟食。

另外，胡蘿蔔中所含的 β 胡蘿蔔素在人體內可迅速轉化為維生素 A，而維生素 A 是脂溶性維生素，不溶於水，因此食用胡蘿蔔當以油炒或與肉同煮為宜，能更好地促進 β 胡蘿蔔素的吸收。

由於癌症患者認為胡蘿蔔具有很好的療效，因此對胡蘿蔔青睞有加，所以往往會出現過食胡蘿蔔的現象。過食胡蘿蔔會引起黃皮

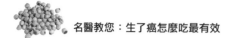

病，全身皮膚黃染，與胡蘿蔔素攝取過多有關，停食 2～3 個月會自行消失。

雖然胡蘿蔔對人體有益，但目前權威的研究結論告訴人們：β 胡蘿蔔素並不是包治百病的靈丹妙藥。對於吸菸者，服用大劑量的 β 胡蘿蔔素反而會增加其患肺癌的可能性，包括增加心臟病發作的機率。因此，不得不慎！

3. 百合

百合質地肥厚，色澤潔白，清香醇甜，甘美爽口，也是藥食兩用之佳品。中醫認為其味甘，性微寒，具有潤肺止咳、清心安神的功效，可用於肺虛乾咳，燥咳少痰，心悸失眠等。

百合的營養補益作用很強，可潤肺化痰；同時能增強體質，抑制腫瘤細胞的生長，緩解電療副作用，因此對於白血病、肺癌、鼻咽癌等有輔助治療的功效。

夏季常用百合綠豆湯，以清熱解毒，既是民間常用的夏季消暑之品，也適合於肺癌、喉癌電療後出現咽喉熱痛、乾燥者。

百合煮熟，加入冰糖，可用於肺癌氣陰兩虛者，症見乾咳少痰，咳聲低弱，痰中帶血，氣短喘促，神疲乏力，惡風，自汗或盜汗，口乾不欲多飲，舌質淡紅有齒印，苔薄白，脈細弱等。

對於癌症患者，出現失眠、情緒不好者，可用白米煮粥，加入百合、蓮子和冰糖，常食有益。

4. 茄子

茄子，又名落蘇。中醫學認為，茄子具有活血散瘀，清熱解毒，寬胸利氣的功效。食物中明確有活血化瘀功效的不多見，茄子便屬於其中之一。

現代科學研究認為，茄子含有各類營養素，除維生素 A 和維生

素 C 比番茄低外，其他成分都與番茄接近。特別值得一提的是，茄子含龍葵素，能抑制消化道腫瘤細胞的增殖，特別對胃癌、直腸癌有很好的療效。

茄子中含維生素 PP 類物質（又稱蘆丁），維生素 PP 可加強微血管堅固性，擴張微血管，有輕微降壓作用。茄子中所含的皂草苷具有降低血膽固醇的效能，它與維生素綜合，成為心血管患者的佳蔬。

對於癌症患者，出現胃部酸脹、食欲不振者，可用茄子 300 克，香菜、蒜片各 5 克，醬油、食油、鹽少許，先將茄子煸炒後，加入調味料，最後放上香菜末烹製食用。

癌症患者脾不健運、胃口不開者，可用鮮茄 250 克，清蒸加調味品連服數天，可健脾和胃。

對於喉癌咽喉部疼痛燥熱者，可用茄子蒸熟，醋醃 4 小時後食用；也可將茄子蒸熟，用甜麵醬醃 2 天，取出食用，有較好的療效。

關於茄子，有兩點說明：

(1) 有所謂的專家說茄子能治百病，那是錯誤觀念，但不宜因此否定茄子的保健功效！

(2) 茄子有一定的活血化瘀功效，但非常微弱，與「腫瘤治療一般不主張用活血化瘀療法」關係不大，可以放心食用。

5. 苦瓜

苦瓜，又名涼瓜、癩瓜、錦荔枝、癩葡萄、花姑娘、菩達。中醫認為其藥性苦、寒，歸脾、胃、心、肝經，具有清暑止渴，清心泄火，解毒，明目等功效。

苦瓜的抗癌功效來自一種類奎寧蛋白，它是一種能刺激免疫細胞的活性蛋白，可透過免疫細胞做「媒介」，將癌細胞或其他不正

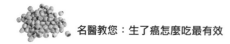

常的細胞殺掉。苦瓜種子中含有一種蛋白酶抑制劑，能抑制腫瘤細胞分泌蛋白酶，從而抑制癌細胞的侵襲和轉移。苦瓜中含有苦瓜苷、β 穀甾醇葡萄糖苷，含鐵和維生素 C 的量也相當高。有學者認為，苦瓜苷有降低血糖作用。

苦瓜味雖苦，但因其清涼，營養價值豐富，故可供食用，南方人尤喜食之。常見的食用方法有涼拌苦瓜、苦瓜小排湯等。

苦瓜炒肉片，肉不要太肥，可作為菜餚吃，也適合於前列腺癌患者。

用鮮苦瓜搗汁飲或煎湯服，則清熱作用更強。癌症患者出現發熱，或者煩熱口渴者，可作為輔助食療之品。

苦瓜味苦性寒涼，故胃寒體虛者（症見胃脘疼痛，得溫痛減，嘔吐清涎，口淡喜熱飲，食不化，惡寒怕冷，舌淡苔白滑，脈沉遲等表現。常因天氣變冷、感寒食冷而引發疼痛）慎用；或者不宜長期食用！

6. 荸薺

荸薺，又稱馬蹄、地栗、地力。中醫學認為，荸薺性寒味甘，具有清熱生津，化濕祛痰的功效，對於肺癌有痰熱者尤為適合。

荸薺含大量澱粉、少量蛋白質，以及脂肪、鈣、磷、鐵等營養素，還含有抗菌成分荸薺素，對金黃葡萄球菌、大腸埃希菌及產氣桿菌有抑制作用。

現代科學研究表示，荸薺含大量的維生素 C，可抗癌，尤其對肺部、食道和乳癌有防治作用。

荸薺具有軟堅散結的作用，尤其適合於癌症患者。生吃，切除外皮，或者熟吃均可，也常作為菜餚食用。

如用荸薺 30 枚、海蜇 30 克，均切成小塊，共煮成羹，加入糖少許食用。可用於腎癌血尿或排尿不暢者。

7. 花椰菜

由十字花科甘藍演化而來。原產地中海沿岸，19世紀傳入中國，別名花菜、椰花菜、甘藍花、洋花菜、球花甘藍。有白、綠兩種，綠色的又叫綠花椰菜，相較白花椰菜有更顯著的抗癌功效。《時代》雜誌推薦的十大健康食品中，花椰菜名列第四。花椰菜也是難得的食療佳品，有強腎壯骨、補腦填髓、健脾養胃、清肺潤喉的作用。

花椰菜含維生素C較多，比大白菜、番茄、芹菜都高，尤其是在防治胃癌、直腸癌及乳癌方面效果尤佳。研究表示，患胃癌時人體血清硒的含量明顯下降，胃液中的維生素C濃度也顯著低於正常人，而花椰菜不但能給人補充一定量的硒和維生素C，同時也能供給豐富的胡蘿蔔素，發揮阻止癌前病變細胞形成的作用，從而抑制癌腫生長。據研究表示，花椰菜內還有多種吲 衍生物，此化合物有降低人體內雌激素指數的作用，可預防乳癌的發生。此外，研究表示，花椰菜中含有蘿蔔子素，能防治癌症，有提高致癌物解毒酶活性的作用。

另外，花椰菜還能增強機體免疫功能，增強人的體質，增加抗病能力。

花椰菜本身較無味道，所以烹飪時，常加葷菜或大蒜等調味品提味，炒、煮熟食用均可。

十字花科蔬菜，還有薺菜、高麗菜、油菜等，都是抗癌的食物。很多研究顯示，常吃這些蔬菜可減少胃癌、乳癌和腸癌的發生。

8. 蘆筍

原產於地中海東岸及小亞細亞，常食用其嫩莖，在國際市場上享有「蔬菜之王」的美稱，是一種很好的保健蔬菜。

蘆筍富含多種胺基酸、蛋白質和維生素，其含量均高於一般水

果和蔬菜，特別是蘆筍中的天冬醯胺和微量元素硒、鉬、鉻、錳等，具有調節機體代謝，提高身體免疫力的功效，對高血壓、心臟病、白血病和膀胱炎等的預防和治療，有很強的促進作用。

蘆筍的抗癌作用也是近年來人們關注的熱點，其抗癌作用僅次於番薯。蘆筍含有豐富的維生素和微量元素，用蘆筍治淋巴腺癌、膀胱癌、肺癌和皮膚癌有極好的療效。研究認為，蘆筍可以使細胞生長正常化，具有防止癌細胞擴散的功能。

對於癌症患者出現腹水、水腫者，可用蘆筍 50 克，加車前草 30 克煎水服，可清熱利水。

對於有淋巴結核、淋巴結腫大者，可用蘆筍 50 克，加炒蕎麥麵 15 克，搗成泥膏外敷，每日換 1 次，有一定的療效。

9. 番茄

為茄科植物番茄的果實，又稱番茄。番茄是人們很喜愛的果蔬兼具的食物。中醫學認為番茄具有清熱解毒，生津利尿的作用。

番茄含蛋白質、少量脂肪和多種礦物質，包括鈣、鉀、磷、鐵、銅、碘、鋅等。近年來研究發現，番茄中含有豐富的茄紅素，能加強一些具有防癌、抗癌作用的細胞素分泌，如白血球介素 2，刺激淋巴細胞對癌細胞的溶解作用。被刺激的淋巴細胞又能釋放細胞素，如腫瘤壞死因子等，對腫瘤細胞具有殺傷作用。茄紅素又是抗氧化物，可中和自由基，有助對抗乳癌、胃癌和消化系統癌症。另外，還有研究發現透過一系列的生化作用，茄紅素能促進癌細胞分化（向良性方向轉化，趨於回歸正常），從而抑制癌細胞增殖。

番茄中含量最多的是水分，佔 94％，生或熟食皆可，有清熱生津止渴的作用。夏日番茄生食可代水果，可健胃消食，助消化，老幼皆宜食。

對於癌症患者電療後，出現口鼻乾燥、皮膚津液損傷明顯者，

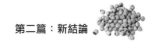

確為食療佳品。

對於癌症貧血患者，可用番茄 250 克、豬肝 50 克，煮熟做湯吃，可養血補肝。

癌症患者水腫、小便短赤者，用番茄、冬瓜各 250 克，煮熟做湯吃，可清熱利尿，利水消腫效果很好。

另外，番茄 200 克切片，加入鹽、大蒜泥適量，拌勻食用，適合於腎癌未能手術者。

蔥類蔬菜有抗癌之功

《新版指南》指出：

有證據顯示，蔥類蔬菜可以預防胃癌。其中，大蒜有明確的預防胃癌、結直腸癌作用。

國外學者研究發現，含多量硫化合物的蔬菜，如青蔥、洋蔥、大蒜等，都是十分有效的細胞保護劑，具有減輕或避免人體組織細胞膜及基因受損傷的功能，從而能抵禦致癌物的侵襲。也有研究報導，10 年前經常進食蔥蒜類食品的婦女患乳癌的危險性約為其他婦女的 1 ／ 2，即降低了一半左右。

蔥類化合物抗癌有不同的說法。有人認為蔥類化合物可能透過誘導酶的解毒系統而具有抗癌作用；也有人推測蔥屬類蔬菜是透過在胃內抑制細菌將硝酸鹽轉化成亞硝酸鹽而起到抗癌作用的；也有研究表示：蔥屬植物甾體皂苷的抗腫瘤作用主要表現在抑制腫瘤生長和細胞毒作用方面。

1. 大蒜

大蒜辛溫，具有健脾強肺，宣竅通閉，解毒殺蟲的作用。

大蒜被譽為「抗癌之王」，有「地裡長出的青黴素」之稱，常

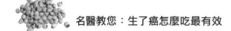

食有殺菌、抗菌的作用。近代研究證明，大蒜可以降低血清膽固醇、三酸甘油酯及防治動脈粥狀硬化的作用；還可以降低血糖，減少胰島素的用量。

大蒜中幾乎含有人體需要的所有必需胺基酸，其中組氨酸、賴氨酸的含量較高。大蒜對免疫功能低下的小鼠具有提高細胞免疫、體液免疫、非特異性免疫功能的作用。常吃大蒜可提高機體免疫能力，增強機體抗氧化，抗突變和抗腫瘤的能力，提高人類健康水準。

唾液酸是一種有效的腫瘤指標物，研究顯示，食用生大蒜後腫瘤患者唾液酸的含量明顯下降，表示長期食用大蒜有顯著的抗癌作用。

自由基是一種氧化劑，對生物膜具有多種損傷作用。有研究顯示：大蒜及其水溶性提取物對羥自由基、超氧陰離子自由基等活性氧有較強的清除能力，從而阻止體內的氧化反應和自由基的產生。

還有試驗顯示，大蒜素對四氯化碳誘發大鼠肝損傷和血清轉氨酶及脂質過氧化物指數的升高均有明顯抑制作用，並且存在劑量效應關係，說明大蒜素對化學性肝損傷具有保護作用，這與其具有抗氧化活性及可抑制脂質過氧化物對膜結構的損傷有關。

大蒜能抑制胃液中硝酸鹽被還原為亞硝酸鹽，從而阻斷亞硝胺的合成，減少胃、食道、大腸、乳腺、卵巢、胰臟、鼻咽等多處癌變的發生率。研究顯示，鮮蒜泥和蒜油均可抑制黃麴毒素 B1 誘導腫瘤的發生，並延長腫瘤生長的潛伏期。研究證實，蒜葉、蒜瓣、蒜油、新蒜汁、蒜泥、蒜片及蒜粉等，均有抗癌效果。

由於大蒜中的有效成分遇熱會失去作用，故食療以生吃為佳。因大蒜對胃黏膜有較強的刺激，所以最好不要空腹食用生大蒜，以飯後食用 1 ～ 2 個蒜瓣為宜。

青蔥、大蒜、洋蔥等，由於含有特殊的硫化物強烈氣味，這是它們的特點，故氣味並不很好聞，有人因此異味忌食。其實，吃完

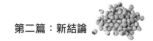

大蒜後，嚼點茶葉，或者吃點花生米，異味自然就被祛除。

2. 洋蔥

洋蔥屬於百合科植物，在國外有「菜中皇后」的美譽，具有抗病毒、降脂、促進消化、降壓的功效。

洋蔥能抑制高脂肪飲食引起的血漿膽固醇升高，並含有對抗人體內兒茶酚胺等升壓物質的作用，又能促進鈉鹽的排泄，從而可使血壓下降。所以洋蔥早已成為高血脂、高血壓等心血管疾病患者的佳蔬良藥，常食對防止動脈硬化有益。

經研究證實，洋蔥與大蒜相似，都含有蒜素及硫化硒，能夠抑制致癌物質亞硝胺的合成，還有加強吞噬細胞破壞癌細胞的功能；洋蔥含「櫟皮黃素」，是最有效的天然抗癌物，可以阻止細胞變異（即抗癌）；洋蔥中還含有檞皮黃酮、穀胱甘肽和微量元素硒，這些物質可消除自由基，具有抗癌作用。

洋蔥生吃和熟吃皆可，但不宜加熱過久，有些微辣為宜。亦不宜多食，每日 30 ～ 50 克為佳，多食會出現排氣加重的現象。

3. 韭菜

雖然韭菜也屬於蔥屬蔬菜之列，但對它的認識人們卻不看好。至少臨床觀察中發現，韭菜對一些癌症有負面效果，包括前列腺癌、腎癌、膀胱癌、肝癌、卵巢癌等。從中醫理論角度來說，韭菜是「熱性」的食物，具有壯陽的作用，故建議謹慎食用。

烹調蔬菜的合理方法

質地脆嫩可口的蔬菜不妨生吃，但一定要細細咀嚼，令抗癌物質充分釋放。

食用紅色、橙黃色蔬菜時，適當加熱有利於類胡蘿蔔素的吸收。

特別是那些質地較為結實的蔬菜，如胡蘿蔔，生吃時其中的營養成分和保健成分難以充分釋放出來，所以適宜加熱食用。

清洗蔬菜時，不要浸泡太久。因為蔬菜中水溶性維生素，如維生素 C 和維生素 B 群較多，過於浸泡或者先切後洗，會導致其中的水溶性維生素的大量流失，所以要做到少浸泡和先洗後切。

切好之後宜立即下鍋烹調，但不要長時間烹煮。因為蔬菜中的絕大多數水溶性維生素均不耐高溫，因此，加熱烹調時，盡量選擇短時間加熱的方法，急火快炒，減少營養素的破壞和損失，並且做到現吃現炒，而且注意不要吃隔夜蔬菜。

蒸、炒蔬菜的方法傳熱效率高，而且不會讓活性成分損失於水中，比煮的方法能保存更多的抗癌物質。

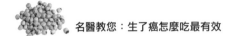 水果是抗癌之寶

眾所周知，水果是個好東西。《新版指南》指出：

有充分的研究證據證明：多吃水果可以有效地預防口腔癌、咽癌、喉癌、食道癌、胃癌和肺癌的發生。還有一些研究顯示：水果還能夠預防鼻咽癌、胰臟癌、肝癌、結直腸癌等。

研究顯示，有十幾種水果可以發揮有效降低罹癌症機率的作用。這些水果包括草莓、柳丁、橘子、蘋果、奇異果、葡萄、哈密瓜、西瓜、檸檬、葡萄柚和鳳梨等。它們中的一些特殊成分在防治結腸癌、乳癌、前列腺癌、胃癌等方面，具有其他食品難以替代的益處。

1. 蘋果

「每天一蘋果，醫生不找我」，蘋果的保健作用為人所稱道。中醫認為其具有健脾養胃，生津止渴的作用。

現代研究發現，蘋果中有一種非常有用的成分—多酚，能夠抑

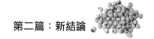

制癌細胞的增殖，降低結腸癌的發病率。蘋果中含有的黃酮類物質是一種高效抗氧化劑，它不但是最好的血管清理劑，而且是癌症的剋星。多吃蘋果，患肺癌的機率能減少46％，得其他癌症的機率也能減少約20％。

蘋果生食或熬膏（果醬），有補脾氣、養胃陰的作用。中氣不足（症見面色黃而少華，食欲不振，食後腹脹，眩暈，聲低氣短，倦怠乏力，便溏，舌嫩苔厚，脈虛等），精神疲倦時可食用。

對於癌症患者虛弱，不思飲食者，用蘋果一個，去皮核切碎，白米50克炒黃，加水煎煮成粥食用，可健脾開胃。

水腫和腹水患者在服利尿藥時，也可多吃蘋果，一方面補充維生素等營養物質，同時，也可調節水鹽及電解質平衡。

2. 柑橘類水果

柑橘類水果，性味甘、酸，涼，具有生津和胃，止渴潤肺，疏肝理氣的作用。這類水果是我們身邊最普通、最常見的、一年四季的水果，包括柳丁、橘子、檸檬、葡萄柚等，其抗癌功效為人們所熟知。

柑橘類水果可增強人體對重要抗癌物質——維生素C的吸收能力。維生素C可增強免疫力，抑制高致癌物質亞硝胺的形成，對防治消化道癌症有一定作用。柑橘類水果含豐富的生物類黃酮，能增強人體皮膚、肺、胃腸道和肝臟中某些酶的活力，幫助將脂溶性的致癌物質轉化為水溶性的，使其不易被吸收而排出體外，防治癌症。

有研究發現：富含維生素的蔬菜和水果對肝癌有保護作用，特別是柑橘類水果對肝癌的保護作用更強。研究表示，平均每天吃一個柑橘的人，得胰臟癌的危險比每週吃少於一個者低1／3。常吃橘子、檸檬等柑橘類水果可使口腔、咽喉、腸胃等部位的癌症發病率降低50％，使中風的發病率降低19％，同時對心血管疾病、肥胖

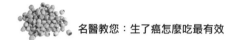

及糖尿病也具有一定的預防作用。

重點介紹一下橘子。

橘子渾身是寶。橘子榨汁或蜜炙為輔，有潤肺燥，化痰止咳的功效，可用於肺燥咳嗽、痰多等症的輔助食療品。

橘皮可理氣調中，化痰燥濕，用於胸腹脹滿、咳嗽痰多者。橘皮洗淨，晾乾，泡茶飲用，可用於肝癌治療中有噁心、嘔吐者；橘皮收集，洗淨，晾乾，切成小塊用糖蜜醃 3 天後食用，可用於甲狀腺癌食欲不振者。

橘絡可理氣通絡化痰，適用於經絡氣滯、久咳胸痛、痰中帶血者。橘核理氣止痛，可用於疝氣睪丸腫痛、乳痛、腰痛等症。

3. 梨子

梨是民眾很喜愛的水果。中醫認為其能生津、潤燥、清熱、化痰，古代醫家多用之於食道癌、賁門癌和胃癌。本品特別適合於咳嗽有痰熱者食用，對於電療後患者出現津液損傷者也尤為適宜，為滋養食療果品。

梨富含胡蘿蔔素、維生素 B_2、維生素 C 等，都具有一定的防癌抗癌作用，特別對於鼻咽癌、喉癌、肺癌電療後出現口燥咽乾、咳嗽少痰等陰津損傷者尤為適宜。

白梨生食、煎水，或加蜜熬膏，有清熱潤肺，滋潤止咳的功效，可治陰虛肺燥之咳嗽、咽乾音啞等。

對於喉癌接受電療的患者，也可用梨榨汁，時時飲用。

肺癌患者出現咳嗽痰多者，梨搗汁用，熬膏亦良，亦可加薑汁、白蜜食用。

對於肺癌痰多、口乾、舌紅者，可用生梨 1 顆去心，加入川貝 3 克、冰糖 15 克，在水中煮 20 分鐘後，飲湯食梨。

對於癌症患者出現黃疸者，可用梨 1 ～ 2 個，去皮心，切片浸

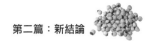

醋中，1 日吃完，有清肝退黃的作用。

對於癌症患者嘔吐和藥食不下者，可用梨 1 個，丁香 15 粒刺入梨中，濕紙包 4 ～ 5 層，煨熟食果肉，可和胃降逆止嘔。

對於脾胃虛寒者，梨可蒸食，或和米煮粥食用。

4. 奇異果

奇異果又叫藤梨、獼猴桃，維生素 C 含量居水果之冠，素有「中華奇異果，西方草莓」之稱。中醫認為奇異果性寒，味甘酸，有清熱止渴、通淋的功效。

奇異果不僅營養豐富，而且是抗癌佳果。近年的研究證實，奇異果中含有一種具有阻斷人體內致癌的亞硝胺生成的活性物質，因而具有良好的抗癌作用。奇異果能透過保護細胞間質屏障，消除誤食的致癌物質，對延長癌症患者生存期有著一定作用。尤其適合於乳癌、膀胱癌、肺癌、子宮頸癌等患者電療後食用。

做為食療方，可用奇異果 100 克搗爛，加溫開水 1 杯，濾取汁加生薑汁 10 滴飲服。每日 2 次，可清熱和胃止嘔，用於胃熱乾嘔者。

對於消化道癌症患者，可用奇異果 100 克、鮮半枝蓮 30 克，洗淨共搗爛，加溫開水 1 杯，濾取汁飲服。每日 3 次，可清熱解毒。

奇異果性寒涼，故脾胃虛寒者不宜食用。

5. 草莓

草莓原產於南美洲，在歐美、日本等地很受推崇，有「水果皇后」的美譽。中醫學認為其味甘酸，有潤肺生津，健脾和胃，涼血解毒的功效。

現代科學研究：草莓含有蛋白質、檸檬酸、蘋果酸、胡蘿蔔素、膳食纖維、各種維生素及鈣、鉀、磷等營養成分。特別是草莓含有大量的維生素 C，每 100 克含有維生素 C 高達 50 ～ 120 毫克，有抗

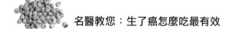

癌作用。草莓中含有鞣花酸，能保護機體免受致癌物的傷害。此外，草莓中還有一種胺類物質，對預防白血病、再生障礙性貧血等血液病也能產生很好的效果。草莓有生津止渴、利咽潤肺之功用，對緩解鼻咽癌、肺癌、喉癌患者電療反應、減輕症狀也有益。

在應用時，可用鮮草莓 100 克，洗淨搗爛，用冷開水調和濾汁，加冰糖 30 克溶化，分 2 次飲服。可潤肺止咳，用於癌症患者乾咳無痰，日久不癒者。

對於喉癌出現咽喉灼痛，煩熱乾渴者，可用鮮草莓 250 克，洗淨搗爛榨汁，分 2 次少量緩慢含咽，可清熱利咽。

草莓的抗癌作用雖明顯，但食用時，也要注意適量，不能過食。因為草莓比較酸，經常有人因為生吃草莓過量而引起胃腸功能紊亂，所以消化系統癌症患者要謹慎。另外，因為它含草酸鈣較多，所以患尿路結石、腎功能不好的患者也不宜多吃草莓，否則會加重病情。

6. 葡萄

葡萄營養豐富，被譽為男女老幼皆宜的「果中之珍」。中醫學認為，葡萄性平，味甘酸，具有滋陰生津，補氣利尿，強筋骨，利濕通淋的功效。

葡萄含有大量的維生素 C 和豐富的葡萄糖、果糖、多種維生素、檸檬酸、蘋果酸和胡蘿蔔素等。近年研究表示，葡萄糖中含有兒茶素與其低聚體，兒茶素具獨特的抗氧化功能，其抗氧化作用勝過維生素 C 與維生素 E。葡萄皮中含有的花青素和白藜蘆醇都是天然抗氧化劑，有抑癌功效，可抑制癌細胞惡變，並能抑制已惡變細胞的擴散，破壞白血病細胞的複製能力。

葡萄對接受電療及手術後的癌症患者較為適宜，可常食之。

《神農本草經》謂葡萄：「益氣倍力，強志，令人肥健。」因此，對於患者出現脾虛氣弱，氣短乏力者，可常食葡萄，有補益之功。

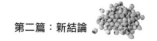

7. 無花果

無花果是較為稀有的水果，被譽為「21 世紀人類健康的守護神」，本品具有健脾止瀉的功效。

現在研究顯示，無花果含有蘋果酸、檸檬酸、脂肪酶、蛋白酶和水解酶等，能幫助人體對食物的消化，促進食欲；其所含的脂肪酶、水解酶等有降低血脂的功能，發揮降血壓、預防冠心病的作用。又因其含有多種脂類，故具有潤腸通便的效果。

無花果適於大腸癌、食道癌、膀胱癌、胃癌、肺癌、肝癌、乳癌、白血病、淋巴肉瘤等多種癌症患者食用，是一種廣泛的抗癌果品。

對於癌症患者病後虛弱者，可用無花果膏（乾品 1000 克，加水煮熟爛，再加白糖 750 克，小火收膏）1 湯匙，每日早晚各服 1 次，可健脾滋養氣血。

乾無花果 30 克（炒香），泡薑 9 克，水煎服，可收斂止瀉，適用於癌症患者化療後脾虛久瀉不止者。

也可用鮮無花果 1 ～ 2 個，早晚各吃 1 次，可健脾養胃，用於癌症患者出現腹脹、消化不良者。

8. 紅棗

棗自古被列為「五果」之一，稱為「上品」。有諺語云：「每天三個棗，即可防止老。」就是對其補益功效之感言，久食有益於身體。本品性溫味甘，有養脾和胃，益氣生津，養血安神，降血脂，抗癌之功效。

紅棗含有豐富的維生素 C 及蘆丁，維生素 C 有很好的抗癌作用，維生素 C 及蘆丁能降低微血管的通透性，並能降低血壓，對高血壓及心血管疾病大有好處。

棗熟食能補中益氣而緩中，能補五臟、治虛損；紅棗在中藥方

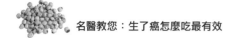

中也經常出現，與他藥相伍，能和諸藥，糾正偏性，也是藥食兩用佳品。

《日華子本草》謂棗能「潤心肺，止嗽，補五臟，治虛損，除腸胃澼氣」，可用於癌症患者體虛、四肢無力，食欲不振者，可用紅棗 10 顆、黨參 10 克，加適量水煎，吃棗喝湯，每日 1 次，可益氣健脾。

紅棗 10 顆、花生衣 10 克，加適量水煎，吃棗喝湯，可益氣養血，適用於癌症化療後白血球減少者。

紅棗是貧血患者的最佳補品，用紅棗 10 顆、桂圓肉 10 克、紅糖 30 克，水煎服用，每日 1 次，可補血，適用於癌症患者貧血者。

紅棗 10 顆，蔥白 5 根，加水煎，臨睡前喝湯吃棗，可養血安神，適用於癌症失眠患者。

紅棗 20 顆，花生仁 30 克，冰糖 15 克，加水煎臨睡前服，可養血柔肝，適用於肝炎穀丙轉氨酶輕度升高者。

紅棗雖補益，也不能貪多，因為偏於膩滯，過食會引起脾胃阻滯，影響消化。平素常有內熱、舌苔偏厚膩者，均不宜多吃！

其他水果，如哈密瓜、鳳梨中含有較多的葉黃素與玉米黃素，西瓜中的茄紅素豐富，這些物質都是非常有效的抗氧化劑，能有抗癌作用。

水果屬生食，飯前吃水果等於吃生食後再進熟食，體內白血球就不會增多，有利於保護人體免疫系統。因此，吃水果的最佳時間是飯前 1 小時。

豆類是抗癌佳品

大豆已有悠久的歷史，自古就有食用大豆的傳統。豆類的品種很多，主要有大豆、蠶豆、綠豆、豌豆和紅豆等。根據豆類含有的營養素種類和數量，它們又可分為兩大類：一類富含高蛋白質、高

脂肪的豆類，其以大豆為代表。大豆蛋白質含量比動物性食物高，而且是優質蛋白質。如畜肉中含有 10％～ 20％的蛋白質，魚類肌肉蛋白質含量一般也只有 15％～ 25％，而大豆中蛋白質的含量達到了 35％～ 40％；另一種豆類則以碳水化合物含量高為特徵，如綠豆、紅豆、豌豆、蠶豆、芸豆等。

大豆製品很多，如豆腐、豆皮、豆漿、豆芽，及調味料如豆豉、腐乳、醬油、大醬等，都有各自的營養價值。此外，還有一些鮮豆類，包括扁豆、豇豆、毛豆等，常作為營養豐富的蔬菜，它們中的蛋白質、碳水化合物、鈣、磷、鐵等含量均比其他蔬菜高；蛋白質的品質也較穀類好，在膳食中作為副食，能與穀類蛋白質發揮互補作用。鮮豆類中的鐵也易被吸收利用，所以鮮豆類是廣受歡迎的一類蔬菜。

從營養學觀點來看，豆製品含有多種可阻斷致癌物生長的抑制物及豐富的優質植物蛋白質，對胃有保護作用，能減少致癌物質與胃黏膜接觸。大豆膳食纖維是天然抗癌劑和抗誘變劑，可以透過誘導人體免疫系統的活力，從而殺滅致癌性物質而達到抗癌的目的。還可透過吸水、吸油，誘導腸道微生物，促進腸道內有益菌群的繁殖，減少腐敗菌的產生，預防胃和大腸腫瘤。所以黃豆、黑豆、紅豆、綠豆、蠶豆、豌豆、扁豆等，都是營養寶庫。

總之，豆類食物在膳食中佔有特殊的地位，「寧可一日無肉，不可一日無豆」！此語就生動地說出了豆類對人體的重要性。尤其是素食主義者補充蛋白質的佳品，被譽為健康的「植物肉」，是非常適合的健康食品。衛生署曾提出「大豆行動計畫」：一把蔬菜一把豆，一個雞蛋加點肉。這句話很通俗，告訴了我們：每天要吃什麼，什麼該多吃，什麼要少吃。

《新版指南》指出：

豆類（包括大豆水解後的豆製品）能預防胃癌和前列腺癌。

1. 大豆

大豆起源於中國，已有幾千年的食用歷史，其營養全面而豐富，故有「豆中之王」的美稱。中醫認為，大豆具有補脾益氣，清熱解毒的作用。

大豆營養豐富，含有35％～40％的蛋白質，15％～20％的脂肪，25％～30％的碳水化合物，是植物性食物中含蛋白質量最多者。大豆蛋白質是來自植物的優質蛋白質，其胺基酸組成接近於人體需要，而且富含穀物中較為缺乏的賴氨酸，是穀類蛋白質理想的胺基酸補足品。故人民一向以穀、豆混食，使蛋白質互補，是較為科學的膳食方法。

大豆不僅富含營養價值較高的蛋白質，而且鈣、磷和維生素 B_1 的含量也很豐富，還含有許多其他的維生素，所含維生素 B_2 是植物性食物中含量較高者。大豆所含的油脂中，不飽和脂肪酸高達85％（亞油酸達50％以上），大豆油的天然抗氧化力較強，所以是較好的食用油。

大豆中含膽固醇少，且大豆中富含膳食纖維，它有降低人體膽固醇的作用。大豆卵磷脂含量高，卵磷脂對人體有多種重要的生理作用，特別對神經系統有重要意義。研究證明，大豆具有提高血液中高密度脂蛋白（HDL）含量，降低低密度脂蛋白（LDL）含量，降血脂，防止動脈粥狀硬化的作用。

大豆中含有豐富的微量元素，就像一個微量元素倉庫。目前認為具有預防冠心病作用的鈷，大豆中的含量比小麥高 37 倍；具有防癌作用的鉬，大豆竟高於小麥 48 倍；而有害於人體健康並可致高血壓的鎘，在大豆中含量卻較少，所以大豆是一種既富營養又能防治疾病的理想食品。

對於女性來講，大豆就更有好處了，可以減輕更年期綜合症的

不良反應。大豆裡含有一種物質「異黃酮」，它是一種植物來源的類雌激素，其化學結構與己烯雌酚相似，能減輕更年期綜合症的惱人症狀，促進陰道細胞增生，防止陰道乾燥。其抗氧化作用可以延緩女性衰老，使皮膚保持彈性；還可以防治絕經後骨質疏鬆，改善骨密度。日本的研究人員透過流行病學研究發現：亞洲婦女骨質疏鬆和骨折發生率低於歐美等已開發國家，其中主要的膳食原因可能就是亞洲人的大豆攝取量明顯高於歐美等國。

早年，埃及癌症研究所就曾指出：大豆中含有硒元素，有一定的防癌作用。根據對 20 多個國家和地區的流行病學調查發現，癌症發病率、死亡率高的國家和地區與其地域和食品中含硒較低有關。肝癌患者全血和血清硒含量低，穀胱甘肽過氧化物酶以及超氧化物歧化酶（SOD）的活性也降低。

研究認為，大豆含有一種植物雌激素 （從異黃酮衍生的一種無色結晶化合物），對抑制癌細胞的生長有著非常重要的作用。它能破壞癌細胞釋放出的促進血管生成的化學物質，阻止生成供給癌細胞養料的新血管，斷絕癌細胞的「給養」通路，將其餓死。大豆皂苷可抑制人類多種腫瘤細胞（如胃癌、前列腺癌等）的生長，能透過自身調節增加超氧化物歧化酶含量，清除自由基來減輕自由基帶來的損傷，同時對 T 細胞功能有明顯增強作用，具有使白血球介素 2 分泌增加、促進 T 細胞產生淋巴因子、提高 B 細胞轉化增殖、促進體液免疫功能的作用。

所以經常食用黃豆湯、豆漿、豆腐、豆腐乾，能防癌抗癌，是切實可行的防癌抗癌措施。

大豆中含有大量的棉籽糖和水蘇糖，不能被人體消化吸收，故大豆食用過多會引起脹氣現象。大豆熟食或磨豆成漿煮沸飲，脹氣會得到緩解，且有補益脾胃、健身寧心的作用，為常人理想的補益品。

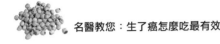

另外，用黃豆 100 克、豬肝 80 克，先煮黃豆八分熟，再加入洗淨的豬肝一起煮熟，每日 2 次，連服 3 週。可補肝生血，用於癌症患者貧血，面色萎黃者。

2. 豆腐

豆腐已有二千多年的歷史，如今豆腐已經國際化，成為全人類共用的美妙食品。豆腐生熟皆可，老幼皆宜，是養生攝生、益壽延年的美食佳品。豆腐可補中益氣、清熱潤燥、生津止渴、清潔腸胃，尤其適合於熱性體質、口渴、腸胃不清、熱病後需調養者食用。

豆腐營養豐富，含有鐵、鈣、磷、鎂等人體必需的多種微量元素，含鈣尤其豐富。豆腐含有高蛋白，低脂肪，不含膽固醇，具有降血壓，降血脂，降膽固醇的功效，為高血壓、高血脂、高膽固醇症及動脈硬化、冠心病患者的藥膳佳餚。豆腐是植物蛋白，特別適合於素食主義者。豆腐含有豐富的植物雌激素，對防治骨質疏鬆症也有良好的作用。

豆腐中含有豆固醇，是抑癌的有效成分，可抑制乳癌、前列腺癌。日本的一項調查表示：男性常食用豆製品可預防肺癌。日本厚生勞動省一個專題研究小組對 45 ～ 74 歲的男性與女性共約 7 萬人實施了最長達 11 年的跟蹤調查。他們將調查對象按每天食用豆製品的量分成 4 組，比較食用量與肺癌發病率之間的關聯。結果顯示：食用豆製品量最多一組的男性患肺癌的風險比最少一組的男性要低 57％。不過，豆製品對肺癌的預防作用只見於不吸菸的男性。

在食用時，可用豆腐 2 塊、羊肉 50 克、生薑 10 克，煮熟後加鹽適量服食，可溫中散寒，適用於癌症患者氣血不足，四肢不溫者。

大蒜葉炒豆腐，任意食用，也可用於腎癌小便不暢者。

需要注意的是，由於豆腐含普林較多，所以痛風患者和血尿酸濃度增高的患者慎食。

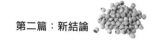

3. 豆漿

豆漿是國人非常喜愛的、男女老幼皆宜的日常飲品，有「植物奶」的美譽。中醫認為其可補虛、清火、化痰。

現代研究認為，豆漿含有豐富的植物蛋白質、磷脂、維生素B群、鐵和鈣等礦物質，尤其是含有豐富的鈣，非常適合於老人、成年人和生長發育期的兒童、青少年。豆漿含有寡糖，更易於人體吸收，長期飲用豆漿可以預防貧血、低血壓、血小板減少等疾病。

豆漿為高蛋白低膽固醇的食物，據研究表示，豆漿與動物蛋白食品合用，可提高蛋白質的吸收率。豆漿還可以使人的淋巴系統活躍，以增強機體的免疫力。豆漿含有大量纖維素，能有效阻止糖的過量吸收，減少糖分，因而能防治糖尿病。

豆漿中的蛋白質和硒、鉬等都有很強的抑癌和治癌能力，特別對胃癌、腸癌、乳癌有很好的療效。據調查，不喝豆漿的人發生癌症的機率要比常喝豆漿的人高50％。

至於食用方法，每天的飲用量以200～400CC為宜。對於體虛人群，用豆漿煮粥食，則較為補益。

其他抗癌食品

1. 杏仁

杏仁可分為甜杏仁及苦杏仁兩種。甜杏仁生或熟食，氣香味甜，可作為原料加入蛋糕和菜餚中，具有潤肺、止咳、滑腸等功效，對肺陰不足，肺氣虛的久咳等症有一定的緩解作用；苦杏仁帶苦味，多作藥用，具有潤肺、平喘的功效，對於因傷風感冒引起的多痰、咳嗽、氣喘等症狀，療效則較為顯著。

杏仁富含蛋白質、脂肪、糖類、胡蘿蔔素、維生素B群、維生

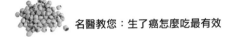

素 C，以及鈣、磷、鐵等營養成分，其中胡蘿蔔素的含量在果品中僅次於芒果。杏仁含有豐富的黃酮類和多酚類成分，可降低人體膽固醇，還能顯著降低心臟病和很多慢性病的發病危險。

人們常將杏仁稱為「抗癌之果」，杏仁含有豐富的胡蘿蔔素，因此可以抗氧化，防止自由基侵襲細胞，具有預防腫瘤的作用。苦杏仁中含有一種生物活性物質——苦杏仁苷，其進入血液，可以專殺癌細胞，卻對健康細胞沒有作用，因此可以改善晚期癌症患者的症狀，延長生存期。研究表示，苦杏仁苷還能幫助體內胰蛋白酶消化癌細胞的透明樣黏蛋白膜，使體內白血球更易接近癌細胞，並吞噬癌細胞，從而發揮抗癌作用。

甜杏仁烹調的方法很多，可以用來做粥、餅、麵包等多種類型的食品，還能搭配其他佐料製成美味菜餚。

如肺癌患者出現肺虛咳嗽，可用甜杏仁、核桃肉各 12 克，加水煎服。

雖然杏仁有很多的藥用、食用價值，但也不可以大量食用，過量服用可致中毒。所以為了減少毒性，在食用前，須先在水中浸泡多次，並加熱煮沸，這樣可減少乃至消除其中的有毒物質。

2. 花生

花生香脆可口、營養豐富、價格便宜，是老百姓喜愛的傳統食品。自古以來就有「長生果」的美譽，並且和黃豆一起被譽為「植物肉」、「素中之葷」。

研究發現，花生具有一定的藥用價值和保健功能。花生中含有一種多酚類物質—白藜蘆醇，它是腫瘤疾病的天然化學預防劑。花生油中含有大量的亞油酸，這種物質可使人體內膽固醇分解為膽汁酸排出體外，從而減少因膽固醇過量蓄積而引發心腦血管疾病的發生率。

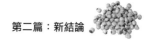

民諺道：「常吃花生能養生。」用花生煮粥，或者與紅棗一起煎湯食用均可，為補血良方。

對於癌症患者營養性浮腫、腹水者，可用花生仁 200 克，紅豆 120 克，鯽魚 1 條，同燉爛，加酒少許，分次食之。可利尿退腫。

花生雖然營養價值高，但痛風患者、膽囊切除者，胃潰瘍、慢性胃炎、慢性腸炎、糖尿病、高脂血症患者，以及消化不良者要盡量少食。

3. 蕈類

香菇、草菇、蘑菇、猴頭菇、黑木耳、銀耳等，味道鮮美，含有豐富的水分、蛋白質、碳水化合物及鈣、磷、鐵等營養成分，有一定的營養價值，還可以提高機體免疫功能，具有抗癌作用。

①靈芝：以紫靈芝藥效為最好，是中醫藥寶庫中的珍品，素有「仙草」之譽。中醫認為其具有補氣養血，養心安神的作用。東漢時期的《神農本草經》、明代著名醫藥學家李時珍的《本草綱目》，都對靈芝的功效有詳細的極為肯定的記載。

現代藥理學與臨床實踐進一步證實了靈芝的藥理作用，並證實靈芝多糖是靈芝扶正固本、滋補強壯、延年益壽的主要成分。現在，靈芝作為藥物已正式被藥典收載，同時它又是新開發食品，可以藥食兩用。

藥理研究表示，靈芝的藥理成分非常豐富，其中有效成分可分為十大類，包括靈芝多糖、靈芝多肽、三　類、16 種胺基酸（其中含有 7 種人體必需胺基酸）、蛋白質、甾類、甘露醇等營養成分。靈芝對人體具有雙向調節作用，所治病種，涉及心腦血管、消化、神經、內分泌、呼吸、運動等各個系統，尤其對腫瘤、肝臟病變、失眠以及衰老的防治作用十分顯著。它不同於一般藥物對某種疾病所產生的治療作用，亦不同於一般營養保健食品只對某一方面營養

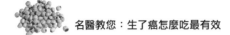

素的不足進行補充和強化，而是在整體上雙向調節人體功能平衡，刺激機體內部活力，調節人體新陳代謝功能，提高自身免疫能力，促使全身內臟或器官功能正常化。

靈芝是最佳的免疫功能調節和啟動劑，它可顯著提高機體的免疫功能，增強患者自身的抗癌能力。靈芝可以透過促進白血球介素2的生成，透過促進單核巨噬細胞的吞噬功能，透過提升人體的造血能力，尤其是白血球的指數的控制，以及透過其中某些有效成分對癌細胞的抑制作用，成為抗腫瘤、防癌以及癌症輔助治療的優選藥物。靈芝對人體幾乎沒有任何副作用。這種無毒性的免疫活化劑的優點，恰恰是許多腫瘤化療藥物和其他免疫促進劑都不具有的。

②香菇：又稱冬菇、花菇、香菌。性味甘平，具有補氣益胃的作用，可用於體弱、貧血、食欲不振者。

近來報導，香菇清香鮮美，能增進食欲，有降低血脂的作用，故凡高血壓、動脈硬化及糖尿病患者均宜食用。

香菇多糖有一定的提高免疫作用和抗癌作用，腫瘤患者食用大有益處。香菇對胃癌、食道癌、肺癌、子宮頸癌等均有一定的療效。

香菇熟食，能補氣強身，益胃助食。凡高年體弱，久病氣虛，症見氣短乏力，食欲不振者，宜為食療佳品。

如用香菇 50 克，加瘦肉 100 克，同煮食。可健脾益氣，用於癌症患者久病體虛、食欲不振者。

也可用香菇 50 克，加雞肉 500 克，小火燉酥後，配以調料，每5 天服用 1 劑，可補氣益脾胃，用於癌症患者久病氣血兩虧、神疲乏力、面色無華者。

另外，將豆腐皮、香菇、黑木耳和金針菜共炒熟食用，可用於前列腺癌手術前後患者食用。

對於乳癌早期局部脹痛者，可食用素炒五味。絲瓜 200 克、玉米和胡蘿蔔各 50 克、乾香菇和竹筍各 20 克。將香菇泡發切丁，胡

蘿蔔、竹筍、絲瓜切丁，油鍋燒熱，將香菇丁、胡蘿蔔丁、竹筍丁和玉米煸炒，加入鹽、薑汁及水 50CC，煮至將乾時，加入絲瓜炒熟，加入味精即可，佐餐食用。此方可調中開胃，散結消腫，適合於乳癌患者早期局部脹滿疼痛不適者。

③蘑菇：為黑傘科植物蘑菇的子實體。本品性味甘涼，中醫認為其具有補氣益胃，化痰理氣的功效。

現代研究證實，蘑菇能增進食欲，益胃氣，補益健身，適合於腫瘤、糖尿病、肝炎、慢性氣管炎者經常食用。研究表示，蘑菇中分離出的非特異性的植物細胞凝集素與機體免疫功能密切相關。蘑菇還有抗菌作用，凡肺炎、傷寒、肺結核及腸炎患者，皆可用其作為輔助治療。

因蘑菇味道鮮美，因此常作為各種煲湯的食材。

對於癌症患者化療後白血球下降，肝癌患者出現肝損傷者，可食用蘑菇豬瘦肉湯：用鮮蘑菇、豬瘦肉各 100 克，加水適量煮湯，用食鹽少許調味，佐膳，本品有滋陰潤燥，健胃補脾的功效。

對於癌症患者肺虛、胃口不開、久病體虛者，可用蘑菇 100 克，雞肉 250 克煮服，可健胃益氣。

對於肺癌患者咳嗽痰多者，可用蘑菇 50 克，加炙百部 10 克，煎湯常食，本品具有止咳化痰的作用。

另外，用蘑菇 50 克，車前草 30 克煮服，可健脾利濕，適用於癌症患者白血球減少、動脈硬化者。

④銀耳：為銀耳科植物銀耳的子實體，又稱白木耳、雪耳，被譽為菌中之冠，既是名貴的營養滋補佳品，又是一味扶正強壯的良藥。本品以黃白色、朵大、光澤肉厚者為佳。中醫認為其味甘、淡，性平，具有潤肺補肺、益胃生津、益氣養陰、提神益智、滋養肌膚等功效。

銀耳的營養成分相當豐富，含有豐富的膠原蛋白、脂肪、多種

維生素及人體所必需的多種胺基酸。入秋之後，天氣日漸轉涼，肺虛體弱、乾咳氣短以及患有「秋燥症」的人，食用銀耳對這些病患均有很好的療效，是秋季最理想的滋補佳品。

與黑木耳比，銀耳養陰生津作用比黑木耳更強。銀耳既可生津防燥、滋陰潤肺，又可益氣清腸、補脾開胃、平肝安神、潤喉護嗓。常食銀耳，可改善心、肺功能，使部分高血脂患者的血膽固醇和三酸甘油酯含量下降。

銀耳中的多糖類物質能增強人體的免疫力，刺激淋巴細胞，增強白血球的吞噬能力，提升骨髓造血功能，多糖 A 具有一定的抗輻射作用，常食銀耳可抑制癌細胞的生長。

在食用時，銀耳常與紅棗和冰糖一起燉服，對於癌症患者，常作為體虛補益之食療品。其他如，銀耳蓮子羹、銀耳蜜柑湯等，也是常用之品。

銀耳燉肉：銀耳 15 ～ 30 克，瘦肉適量，紅棗 10 顆。先將銀耳泡發，用此湯加水與瘦肉及棗同燉至爛熟，做正餐食之。此食療方補益中氣，健身強腎。凡因癌症患者病後脾腎不足，氣血俱虛引起的虛勞，乏力，動則喘息、神疲健忘等症者，皆可常食之。

銀耳雪梨羹：銀耳 6 克，雪梨 1 個，冰糖 15 克，將銀耳泡發後燉至湯稠，再將雪梨去皮、心，切片後加入煮熟，加入冰糖汁即成。能滋陰潤肺，養胃生津。主治陰虛肺燥，乾咳痰稠，及虛勞久咳，大便燥結等症。

銀耳 10 克，太子參 15 克，加冰糖煮爛常服，可生津益氣，適用於癌症患者易氣短心慌者。

銀耳 10 克，加藕節 20 克，加冰糖煮爛常服，可健脾止血，適用於癌症患者胃出血者。

⑤黑木耳：為木耳科植物木耳的子實體。黑木耳營養豐富，是滋補強壯之品，被譽為「素中之葷」。本品性味甘平，有涼血止血，

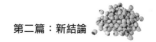

和血養營的功效。黑木耳既是降血黏度的好幫手，也是最受歡迎的抗癌食品之一。

黑木耳含有大量的碳水化合物，如甘露聚糖、木糖等，其所含的膠質可產生清胃、滌腸的功能；黑木耳含鈣量與含鐵量也很高，既可以用於菜餚滋補強身，又可藥用治療貧血、便血等。黑木耳還能減少血液凝塊，有防治動脈粥狀硬化、冠心病的作用。

黑木耳食用前先宜溫水浸發，洗淨雜質後熟食。黑褐色、朵大肉厚、無樹皮泥沙等雜質者為佳品。

黑木耳炒炭研末沖服或入藥，有明顯的止血作用，對於大腸癌、胃癌等出血症狀，有輔助治療作用；或者用黑木耳 1～2 錢，柿餅 1 兩，同煮爛作點心吃，適於腸癌大便出血者。

銀耳、黑木耳各 50 克，泡軟，炒食，或者用銀杏、黑木耳和香菇各適量，製成羹湯食用，用於肺癌患者體虛者。

黑木耳炒豬肝：黑木耳 25 克、豬肝 250 克。先炒熟豬肝，加入泡發好的黑木耳，大火翻炒至黑木耳亮澤滑透即可，但不宜多用油，佐餐當菜。具有補腎、強體、抗癌的作用，適用於肝癌及其他消化道癌症。

4. 海藻類

①**海帶**：又名昆布，含碘豐富，有「海上蔬菜」、「含碘冠軍」之稱，也是一味藥食兩用的食材。海帶性鹹味寒，具有清熱利水，軟堅消癭的作用。

海帶除含有大量水分、營養素外，尚含有藻膠酸、昆布素、甘露醇、半乳聚糖、穀氨酸、碘及多種微量元素。現代研究報導，海帶有降血壓、降血脂功效，故患高血壓、動脈硬化者宜食。

新近研究發現，海帶中的鈣具有防止血液酸化的作用，而血液酸化正是導致癌變的因素之一。《名醫別錄》云其：「主十二種水腫，

癭瘤，聚結氣，癰瘡。」海帶具有化痰軟堅散結的功用，作為傳統的防治腫瘤藥，臨床常用於癌症治療，有一定的抗癌作用，可治癭瘤、噎膈、瘰癧、痰核等，相當於現代醫學所說的甲狀腺、食道、胃、大腸、淋巴系統等多種良性、惡性腫瘤。海帶對抑制大腸癌有較明顯的效果，治癌成分主要是硫酸多糖類中的一種岩藻多糖成分，此成分存在於海帶的黏液中。

但現在沿海大都市地區，海鮮攝取量高，而且居民普遍食用加碘鹽，由於碘攝入過量，導致甲狀腺腫大、甲狀腺結節發病較多，特別是在職業女性中尤為明顯。如果甲狀腺本身有腫大，再過食海帶、紫菜之類含碘很高的食物，很多患者不僅沒有發揮抗癌作用，甚至誘發了甲狀腺癌。

因此，傳統說法也需與時俱進。對於目前沿海地區患有甲狀腺腫塊的患者，建議不要多吃海帶，包括紫菜、海蜇等海產品。或者改食無碘鹽後，可以少量吃些海產品。特別是女性腫瘤患者要謹慎，以免加重病情，引起復發和轉移。

②**紫菜**：歷來被人們視為調製湯羹的佳品。中醫學認為，紫菜性寒，味甘鹹，有軟堅散結，清熱利尿，補腎養心的作用。

現代科學研究發現：紫菜含豐富的蛋白質、碳水化合物，脂肪很少，還有鈣、維生素 A、維生素 B_1 和葡萄糖等營養素；紫菜中胺基酸所佔的比例高於雞蛋、牛奶等；紫菜還含有豐富的氟，能防治齲齒。另外，紫菜還可降低血液膽固醇的含量。

紫菜含碘也較多，《本草綱目》謂其：「病癭瘤腳氣者宜食之。」故可做為缺碘引發的甲狀腺功能不足，及其他癭瘤、瘰癧的輔助食療。

紫菜熟食或煮湯飲，有清利濕熱的功效。對於腫瘤患者濕熱內蘊者（症見熱勢纏綿、午後熱高、身重疲乏、胸脘痞滿、不思飲食、大便黏膩不爽、小便不利或黃赤等），有一定的治療作用。

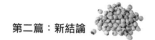

對於卵巢癌腹部有腫塊者，可用紫菜、蝦皮適量煮湯，常食。

常食「紫菜香菇芋頭羹」，則可消腫散結，提高機體免疫功能。用紫菜 10 克、香菇 20 克、芋頭 250 克。香菇用水泡開，切成細末，紫菜撕成碎片，鍋中放油，油熱後放入香菇煸炒盛起，芋頭切成小塊，放鍋中小火煮爛，加鹽、味精，澱粉起羹，最後放入香菇、紫菜，可當點心食用。

③**螺旋藻**：螺旋藻含豐富的蛋白質，含量高達 55％～ 65％，這是目前發現含蛋白質最豐富的天然食物，而且它的胺基酸比例，與聯合國糧農組織推薦的最佳蛋白質的胺基酸比例驚人地一致。螺旋藻含豐富的 β 胡蘿蔔素，為胡蘿蔔的 15 倍；含有豐富的維生素 B 群，螺旋藻含多種人體必需的微量元素，鈣、鎂、鈉、鉀、磷、碘、硒等，其中硒能激活去氧核糖核酸（DNA）修復酶，刺激免疫球蛋白及抗體的產生，捕獲自由基，從而抑制一些致癌物質的致癌作用。螺旋藻中的多糖，有抗輻射的功能，並能透過增強機體免疫力，間接抑制癌細胞的增生。

螺旋藻雖然營養豐富，但對於如今「富癌」的高發生率，都市人群營養過剩的現狀，食用也要適當控制。

5. 海參

又名刺參、海鼠，烹食為餚中珍饈，老幼皆宜。海參品種較多，主要有刺參（刺參科）與光參（瓜參科）。刺參肉厚嫩，補益力強，為優；光參品質較次。

中醫學認為，海參性溫，味甘、鹹，具有補腎壯陽，益氣滋陰，養血潤燥的作用。《本草從新》謂其：「補腎益精，壯陽療痿。」《藥性考》：「降火，滋腎，通腸潤燥，除勞怯症。」

現代科學研究顯示，海參含粗蛋白、黏蛋白、糖蛋白、粗脂肪、糖類、鈣和鐵等營養成分，是一種高蛋白、低脂肪的食物，而且含

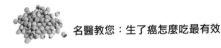

膽固醇極低，因此常食對高血壓、高血脂症和冠心病患者較為適宜。海參中還含有釩、錳、鉀、銅、尼克酸、牛磺酸等成分，可以影響體內脂肪的代謝過程，具有防止脂肪肝形成的作用。而它所含有的鉀，對機體中胰島素的分泌有著重要作用；含有的釩，可使糖尿病得到防治，故糖尿病患者可常食海參。

海參中的海參皂苷對某些癌細胞有一定的抑制作用。鉬元素能防治食道癌，硒化合物對肺癌、乳癌及結腸癌等都有一定的效果，海參中的酸性黏多糖有明顯的調節機體生理功能及抗癌活性，有抑制癌細胞的作用，可用於肝癌、肺癌、胃癌、鼻咽癌、骨癌、淋巴癌、卵巢癌、乳癌、腦癌，白血病及手術後患者的治療。

海參常見食用方法，如火腿燒海參，具有補血益精、養血充髓的功效。

食用海參現在很流行，但因其蛋白質含量很高，因此對於當下的因營養過剩引起的富貴病，包括癌症，要適度控制。癌症患者，如果食用，最好一週內不超過二條為宜。

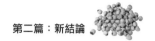

二、遠離致癌飲食

1. 摒棄不良飲食習慣與飲食方式。
2. 食品生產保存不當易致癌。
3. 食品烹飪不當易致癌。

摒棄不良飲食習慣與方式

1. 紅肉：多食多生癌

　　目前，更多的證據有力地證明：動物性食物，尤其是紅肉和加工肉類會增加癌症的發病率。

　　所謂紅肉，是通俗的說法，指的是肌纖維偏紅色的肉，主要是畜肉，如豬肉、牛肉、羊肉等。這類肉肉質紅色，西醫或西方營養學認為其「熱量」很高！紅肉是千百年來人類用來獲取熱量和營養的主要食物。中國傳統則認為它們是「熱性」的，其實涵義一致。孔子在《論語・鄉黨》篇就已指出：「肉雖多，不使勝食氣。」指出日常飲食即使肉類豐富時，亦不可食肉超過食穀，提倡適量肉食。

　　據有關資料顯示，2002 年和 1962 年相比較，畜產品產量佔世界畜產品產量的比重明顯增加。說明生活水準提高了，人們肉類食用量也在增加。確實，現在的飼養方式能夠提供人們大量的肉品消耗。但它的潛在的隱憂和問題非常多，包括動物飼養的方式，抗生素和生長激素的殘留，等等。久而久之，這些食品添加劑累積到我們身體當中，會增加肝腎的負擔，甚至最後導致癌症。

　　世界癌症研究基金會（WCRF）出版的《食物、營養、身體活動和癌症預防》（第一版）一書中提出了十幾條癌症預防建議，其

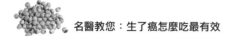

中就指出「控制肉的攝入，特別是紅肉」。《新版指南》也指出：

大量的研究結果顯示：紅肉明確可以導致結直腸癌的發生。紅肉是導致食道癌、肺癌、子宮內膜癌、前列腺癌的原因之一。同時，研究結果也表示：紅肉有可能會增加胰臟癌發生的危險性。

世界癌症研究基金會曾發布一項防癌忠告，其中，「多吃蔬菜、少吃肉」得到了防癌專家的廣泛認可。專家建議，飲食應該葷素搭配，以素為主，肉食應該作為配菜。對於愛吃肉的人，每週紅肉的攝入量要少於 500 克，我們則主張，控制在 350 克以下（每天 50 克紅肉），且盡可能少吃加工肉製品。

2. 奶和乳製品：可能的危險

其實，是否飲用牛奶是個有爭議的話題。相較於西方國家而言，我們對牛奶及其乳製品的攝入總量還是比較少的。

日本曾提出過一句口號：「一袋牛奶振興一個民族。」二戰後，日本政府每天給沖繩的小學生免費供應一袋牛奶，就這麼一袋牛奶，沖繩兒童的身高普遍增高。據此，人們曾經迷信牛奶。認為牛奶營養價值高，多喝牛奶可增強體力與抵抗力。但當時是營養攝取量十分不足的年代，現在隨著生活水準的提高，喝牛奶已經是很普遍的事了。而且，飲食中的動物蛋白質攝入已經今非昔比，大大增多了，故這句口號引起了爭議。

特別是一些獨立的科學家（坎貝爾教授就是這方面的領軍人物。國外的科學家可以分成兩大類：一類是獨立研究者，他們的研究不受任何利益集團資助；另有不少課題則有相關公司資助，其結果的可信度則需要打個問號）的研究顯示，對營養不缺乏的群體來說：多喝牛奶可能弊大於利！

此外，目前關於牛奶、乳製品以及高鈣膳食與癌症的關係，證

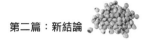

據不一，也有很多爭議。但確實有不少資料顯示：對於都市某些癌症患者，牛奶可能是危險因素。

《新版指南》指出：

有些研究提示：牛奶能夠預防膀胱癌，乳酪則是結、直腸癌的原因之一。而高鈣膳食很可能是前列腺癌發生的原因之一。有限的證據顯示：大量食用牛奶和乳製品是前列腺癌的原因之一。

坎貝爾教授在《健康調查報告》中提出：動物性膳食尤其是牛奶，增加了許多常見癌症的發病率，如乳癌、胰臟癌、卵巢癌、前列腺癌，等等。

癌症的發生一般可分為三個階段：啟動階段、促進階段和進展階段。

所謂癌症的啟動階段，是指致癌物啟動癌症的發生，好比把種子植入土壤，這是第一步。致癌物如黃麴毒素、亞硝酸鹽等，這些致癌物在引發癌症的方面，發揮著重要的作用。

第二階段是促進階段，過量的動物性蛋白質則被視為是促癌劑。

一般來說：癌症的促進階段時間很長。而且，可以透過飲食來逆轉。並不是說你今天吃很多動物性蛋白質，明天就得癌症，那是不可能的！這個時間往往很長。如果長期的飲食不正常，過食富含動物性蛋白質的食物，那麼，異變了的細胞（癌細胞）就長得快；反之，癌症發生的就較慢。快的幾年後就能夠發生癌症，有的則需要 20 年後發作，有的則至少需要 30 年。

當然，癌症的促發還涉及其他一些因素，例如工作壓力、情緒、性格、運動、菸酒等，這些因素產生或疊加、或削弱等不同的作用。

最後就是進展階段，指發芽的幼苗快速生長，最後發展成癌症。

從這三個階段來看：在癌症發生的促進階段，減少動物性蛋白質的攝取量，會減少癌細胞的產生。而這一階段是人們可以掌控的。

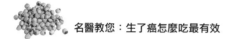

因此，透過合理的飲食，我們可以遠離癌症的威脅。這其中重要的一環，就是減少動物蛋白質（包括牛奶）的攝入，這就是坎貝爾教授等獨立科學家的傑出貢獻。

鑒於目前對牛奶褒貶不一，慎重起見，對於都市裡的中老年人，特別是癌症患者，建議少喝或不喝牛奶。

3. 脂肪與油脂：要說不！

長期以來的研究結果一直都提示：高脂肪飲食可以導致一些腫瘤的高發。美國國家癌症學院曾經做過類似的統計，並根據統計結果，提出如下建議：如果美國人能夠降低脂肪的攝取，則能夠降低50％～90％患癌症的機率。如果不幸患癌後，能夠採取低脂肪的飲食習慣，則能夠再降低35％～40％癌症的死亡率。

《新版指南》更加肯定了這一點。該指南告訴人們：

脂肪和油是高熱量食物，可以導致超重，甚至肥胖，而超重和肥胖則會增加罹患癌症的機率。1999年代就曾有研究指出：高飽和脂肪酸的攝入可以導致肺癌、直腸癌、乳癌、子宮內膜癌和前列腺癌等。動物脂肪是結直腸癌發生的原因之一。食用黃油是肺癌發生的原因之一。也有一些證據顯示：總脂肪與肺癌和絕經後乳癌的發生有關。

坎貝爾教授在其《健康調查報告》裡也指出：美國人的體重一般會比中國人高，當時在中國一個普通人每天大概攝取的熱量是2641千卡；而在美國同樣重量的人大概只攝取了1989千卡。為什麼中國人體重偏低，而攝取的熱量反而比美國人高呢？透過膳食調查發現，兩者膳食的內容差異很大。一方面，中國人攝取的脂肪佔總熱量的比例只有14.5％，而美國卻高達34％～38％。同時中國人飲食中動物蛋白質提供的熱量佔總的熱量百分比比美國低很多；另一

方面，中國人從食物裡獲得的膳食纖維卻比美國人高得多，說明膳食纖維、肉類對肥胖的影響很大。

近年來經濟的提升伴隨著的是人們飲食結構和營養狀況的變化，民眾很快從一個物質普遍匱乏，大多數營養欠佳的狀態，發展到大多數都市物質相對過剩，餐食豐盛、動物性和油脂類消費明顯過多的情景。從表2中我們發現，經濟提升後，人們膳食中動物性食物和油脂的消費量在迅速增加。

表2　膳食結構的變遷（克／天・人）

食物名稱	1980 年代	1990 年代
穀類食品	545（薯類 43）	404.6（薯類 16.8）
動物食品	103（畜禽 46）	257.4（畜禽 95.9）
油脂類	23.1	36.1

過多攝入動物性食物和油脂，使得一些慢性病和富貴病，如癌症、心血管疾病的發病率明顯增加，對健康造成很大的危害。植物油精製和加工的過程會改變不飽和脂肪酸的性質，油脂經過一個稱為氫化作用的過程後，植物油被轉化為固體脂肪，人體卻無法利用。而且，對身體有益的不飽和脂肪酸氧化得最快，成為有害的反式脂肪酸，製造人造奶油的過程就是這樣的一個例子，如黃油中反式脂肪酸含量也很高。有研究證實：反式脂肪酸可能會誘發腫瘤，部分研究證實反式脂肪酸與乳癌的發生成正相關。

那麼怎樣辨別食物中是否含有反式脂肪酸呢？首先，看食品的配料清單，如果含有「人造奶油」、「起酥油」、「氫化植物油」、「部分氫化植物油」等，該食品就含有反式脂肪酸，購買時應盡量避免。

其次，做到自我控制，養成良好的膳食習慣，避免大量進食油炸食品，如速食、烘焙食物、薯片、炸薯條等；其他食物來源，如人造奶油、蛋糕、餅乾、花生醬等也應少食。

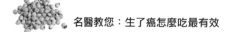

4 糖、鹽：白色毒品

生活水準的提高，人們更加注重菜餚的口味，導致糖和鹽的攝入明顯增加。糖和鹽被國外一些營養學家稱為「白色毒品」。而「白色毒品」正威脅著人們的健康！《新版指南》指出：

食鹽很可能是胃癌發生的原因之一，有一些證據證明糖也是結直腸癌的發生原因之一。

從健康角度來說，人體並不需要攝入任何添加精製糖的食物。只要有澱粉類食物的供應，人類就不會缺乏葡萄糖。過多攝入糖分，也易導致肥胖，而肥胖已成為導致癌症的「罪魁禍首」。有研究顯示，33％的癌症發生在肥胖人群當中，肥胖將患癌的風險提高了 6 倍，它是十幾種惡性腫瘤發生的潛在隱患。

另外，食鹽和鹽醃食物可能增加胃癌的發生率，其致癌原因，一方面食鹽可能會直接損傷你的胃壁，並可能增加內源性 N 亞硝基化合物的產生；另外食鹽可能會增強致癌物在胃內的活性，也可能透過促進幽門螺旋桿菌的感染而引起胃癌。可見，「白色毒品」不虛其名！

因此，每人每天吃鹽不應超過 5 克，尤其要小心你身邊的「隱形鹽」。比如，超市食品中，薯片、泡麵含鹽量就很高。在外就餐時，含鹽量高的菜也會讓你「防不勝防」，比如北方人愛吃的紅燒菜、燉菜、老鴨湯等，尤其要注意控制。

4. 酒：多種癌症的催化劑

從歷史上看，酒有五千餘年歷史，在文字出現以前，遠古的岩畫上已有酒具的圖案。中國是酒精消費大國，飲酒在中國有悠久的歷史。

中國古代先賢早就已經認識到過量飲酒或飲酒失宜可以導致

「酒傷」諸症。早在《黃帝內經》時代即已對酒的特性有了深刻認識，《黃帝內經》明確提出，飲酒應當適可而止，切不可「以酒為漿」。唐代名醫孫思邈也告誡嗜酒者：「久飲酒者爛腸胃，潰骨蒸筋，傷神損壽。」李時珍也指出：「過飲敗胃傷膽，喪心損壽，甚則黑腸腐胃而死。」這些論述都告訴人們，飲酒應適可而止，不可把酒當成瓊漿玉液，過飲會損害腸胃，「傷神損壽」。

現代研究表示：過量飲酒可引起肝硬化、酒精性心臟病、腦中風、腫瘤以及其他嚴重的社會問題。《新版指南》也指出：

酒精是人類的致癌物，可誘發人體多處腫瘤的發生。充分的證據顯示含酒精性飲料是口腔癌、咽癌、喉癌、食道癌、結直腸癌（男性）和乳癌的原因之一。酒精很可能是女性結直腸癌和肝癌的原因之一。

但是現在很多人有這樣的認識：只要不過量，適量飲酒對腫瘤沒有不利的影響。白酒可能對健康危害較大，飲用其他酒精性飲料對腫瘤可能影響不大。但是權威的研究給飲酒者提出了忠告：

酒精性飲料沒有「安全攝取量」的說法，並且在可致癌這點上，不同酒精性飲料之間無差異性。

這就明確告訴人們：對於酒精性飲料，不管喝多喝少，對健康都有危害性，沒有「安全攝取量」的說法。而且對於致癌來說，不管什麼種類的酒精性飲料，如白酒、黃酒、葡萄酒、啤酒等，都可能有致癌性，彼此之間沒有大的差異。順便指出：

所謂葡萄酒有利於心血管的說法，已被證明是一些商家多年來精心策劃的商業推廣說辭而已！從健康角度而言：黃酒與原產國外的葡萄酒（紅酒）並無質的差異！有的只是推銷手段的高與低之別而已！

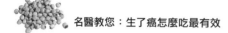

尤其對於女性，酒更是「穿腸毒藥」。女性的體脂比男性高，對酒精的消耗也就比男性更多，因而喝酒對女性的危害比男性更大。

國外研究已經證實：女性喝酒者，乳癌、卵巢癌的發病率要上升 40%～65%。有鑒於此，世界衛生組織宗旨鮮明地提出了權威性的新觀點，把過去的「少量飲酒有益健康」的口號改為「酒，越少越好」！我們補充說，對於癌症等多種疾病患者，「酒，不喝最好」！

6. 熱湯熱水：慢點喝

馬黛茶是一種用植物（一種特殊的冬青樹）乾燥葉子製作的草藥茶，滾燙時用一支金屬吸管飲用，飲用時溫度很高，是南美洲某些地區的傳統飲品。

《新版指南》指出：

有充分證據顯示馬黛茶很可能是食道癌的原因之一，馬黛茶對食道的損傷很可能與其溫度很高有關，而與香辛料本身無關。也有相關證據提示：馬黛茶是口腔癌、咽癌和喉癌的原因之一。

可見，過熱的飲料、食物和茶對口腔、咽喉和食道反覆損傷，久而久之，會引起局部組織病變，甚至引起癌變，不可不慎！

7. 營養補充劑：不是靈丹妙藥

中國人歷來講求養身之道。從理論上說，人體所需營養素主要來源於食物，只要做到均衡營養、平衡膳食，就無須額外補充微量營養素。但在實際生活中，平衡膳食、均衡營養卻常難於實現，有些人無法做到經常吃蔬菜水果，就試圖透過營養補充劑的方法來彌補，特別對於癌症患者更是如此。

「由於現代社會生活節奏加快，資訊時代的生活挑戰著每一個人的能力極限，無數的美國人求助於營養品充實自己，或至少保持

實力」，美國《新聞週刊》的文章如此評論道。很多人追逐一個又一個的時尚食品，對維生素 E、鈣補充劑、β 胡蘿蔔素或鋅等營養素趨之若鶩。在大多數人看來，從各種食物原料中提取其有效成分製成的藥片，即各種食物營養補充劑，才是治療我們身上大疾小恙，補充營養缺乏的靈丹妙藥。甚至認為只要保持補充維生素，人們便能夠吃所有愛吃的「垃圾」食品，因而把全部的身心和精力投入到特殊的營養素上。可以說，補充微量營養素已成為現代人的一種養生時尚，就好像這麼做能夠揭示健康的祕密一樣！很顯然，這一流行的時髦看法掩蓋了事實的真相。

2008 年 4 月的《循證醫學資料庫》告訴人們：

補充某些維生素不僅無法幫助人延年益壽，還可能引發過早死。

丹麥哥本哈根大學研究人員開展了這項研究，參與測試的人數超過 23 萬。研究結果不僅無法證明維生素補充劑具有延長壽命的作用，服用含有 β 胡蘿蔔素、維生素 A 或維生素 E 的保健品補充劑，反而加大了健康人早死的可能性，健康人補充攝入有抗氧化作用的 β 胡蘿蔔素、維生素 A 或維生素 E，早死機率會分別提高 7％、16％和 4％。

權威研究明確提出：

沒有證據表示營養補充劑有預防癌症的作用，而強調要透過膳食本身滿足營養需要。

1996 年 1 月美國醫學研究中心（DCPC）就宣布：研究表示，化學合成的營養素 β 胡蘿蔔素和維生素 C 預防癌症的作用均不理想！1997 年又宣布：我們不主張添加任何人工營養素以預防腫瘤。而食用天然的黃色和深綠色蔬菜則可使腫瘤發病率下降 20％。

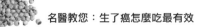

《新版指南》也進一步證明了這一觀點：

充分的證據顯示，大劑量的 β 胡蘿蔔素可以導致吸菸者罹患肺癌的作用非常明顯。

早在 20 世紀 90 年代，人們對 β 胡蘿蔔素、維生素 C 等對癌症的保護作用的研究，就並未得出以前人們所認可的積極作用。營養補充劑在降低癌症危險性方面可能是不必要的，甚至可能是無益的。β 胡蘿蔔素對肺癌的死亡率還有負面作用，維生素 E 與硒的效果也有待評估。而本報告指南結果更加證明了這一點。

所以說，不能希望僅依靠營養補充劑就能保持健康，預防癌症不能依靠人工營養素，而要依靠食物，要靠新鮮的蔬菜與水果。從天然的蔬菜和水果裡獲得我們所需要的維生素和礦物質是最安全的！

因此，要牢記醫學之父希波克拉底的話：讓食物成為你的藥物，而不要讓藥物成為你的食物！

食品生產保存不當易致癌

1. 食品添加劑：要遠離

現代食品工業的發展，帶來了豐富多樣的食品，這些食品在豐富我們生活的同時，對我們的健康也帶來了影響。這幾年有關食品安全的報導經常見諸於媒體，如這幾年大家熟知的蘇丹紅一號、丙烯醯胺、人造甜味劑、亞硝胺、亞硝酸鹽和雜環胺等都被證明和癌症有關。因此，每次媒體報告說發現了一種新的化學致癌物，民眾都會毫無例外的給予強烈的關注。有些致癌物甚至會造成人們異常的恐慌。

　　為什麼？因為人們有這樣一種觀點，認為癌症與進入我們身體中的有毒化學物質有很大的關係。因此，人們經常出於對健康的擔憂，對食品中存在的食品添加劑、農藥及其殘留物非常敏感。如很多人認為農場飼養動物時使用的抗生素和荷爾蒙對我們的健康有危害。人們認為，如果不使用這些非天然的化學物質，我們食用的肉製品會更安全。

　　公眾害怕添加劑是可以理解的，但在加工的食品和飲料中它們幾乎無所不在，許多是看不見的。現代人講究色、香、味及樣樣速成，要想找一樣沒有添加物的食品，真是難之又難！儘管有些添加劑來源於天然食品或是與天然食品的化學性質相關的人工產品，但絕大多數的添加劑卻是人工合成的。

　　有大量的研究顯示，硝酸鹽和亞硝酸鹽作為加工肉製品，如香腸、肉類罐頭的食品生產過程添加的發色劑，它們能使肉製品保持鮮豔的顏色，促進人們的食欲。但它們是 N 亞硝基化合物的前體物質，對多種實驗動物有很強的致癌作用。人類接觸 N 亞硝基化合物及其前體物，可能與某些腫瘤的發生有一定的關係。而糖精、甜蜜素和阿斯巴甜等化學甜味劑則被認為是導致癌症的可能原因。因為一些動物實驗顯示，極高劑量的糖精可以異常地增加實驗老鼠膀胱癌的發病率。

　　其他，如我們常喝的果汁、各種飲料，以及常吃的速食麵、餅乾、各種零食和超市裡的各種速成食品，裡面或多或少都含有一些防腐劑、色素、甜味劑等各種食品添加劑，這些食品添加劑在食品中不當地添加，對健康危害很大。

2. 農藥、獸藥及其殘留物：要嚴控

　　隨著工農業生產的發展，農藥的使用非常普遍。一方面農藥的使用，可以減少農作物和畜禽類的損失、提高產量，提升農業、畜

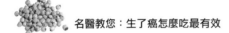
牧業和養殖業生產的經濟效益，增加食物供應是使用農藥和獸藥產生的最大效益。但另一方面由於農藥和獸藥廣泛而大量的使用，不僅可透過食物和水的攝入、空氣吸入和皮膚接觸等諸多途徑對人體造成多方面的危害，如急、慢性中毒和致癌、致畸、致突變作用等，還可對環境造成嚴重污染，使環境品質惡化、物種減少、生態平衡破壞，並使一些食品殘留少量農、獸藥。

動物在飼養過程中，為了預防和治療疾病，會使用抗生素，如果大量而頻繁地使用抗生素，可使動物機體中的抗藥致病菌很容易感染人類；而且抗生素藥物殘留可使人體中細菌產生抗藥性，擾亂人體微生態而產生各種副作用。

瘦肉精中毒的事件屢有報導。「瘦肉精」實際上是一種名為「鹽酸克侖特羅」的哮喘治療用藥物，它能改變動物體內的代謝途徑，促進肌肉，特別是骨骼肌中蛋白質的合成，抑制脂肪的合成，從而加快生長速度，瘦肉相對增加，改善豬肉品質。

瘦肉精很容易在動物源食品中殘留。健康人攝入鹽酸克侖特羅超過 20 微克就有藥效，5 ～ 10 倍的攝入量則會導致中毒。該藥對於高血壓、心臟病、甲狀腺機能亢進、青光眼等疾病患者危險性更大，可能導致病情加重。

許多國家將荷爾蒙及其類似物作為畜禽促生長劑。現在一隻雞從出生到從養殖場出售，最快的僅僅歷經了 28 天的飼養。為什麼在雞的飼養過程中要使用生長促進劑呢？是為了滿足市場需要，生產商因此而為之。人們大量的需要，人們想吃，人們在無休止地追求動物性食物！現在人吃肉的頻率與氾濫的程度，是有史以來從未有過的，是歷史記載上看不到的。而人長期食用低劑量荷爾蒙的動物性食品後可產生一系列類荷爾蒙作用，如潛在的致癌性、發育毒性（兒童早熟）等。

由於添加劑和農藥有各式各樣可能有毒的原因，所以受到了國

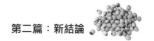

際組織，如聯合國糧農組織（FAO）、世界衛生組織（WHO）聯合食品添加劑專家委員會（JECFA）和國際癌症研究中心（IARC）的監控與評價。強調要嚴格控制食物中的食品添加劑、農藥及其殘留物在安全限量水準以下，並要實行適當有效的監督管理。

3. 水源污染：要警惕

水是人類生存所必需的，但目前全世界淡水資源岌岌可危。除了充足的水源問題外，全球關注的一個重要的公共健康問題就是家庭用水和其他水的安全性，淡水湖、河川正在遭受嚴重的污染，水質可能會受到化學污染和微生物污染。而水污染是人類患病死亡的一大原因，發展中國家每年大約有三百萬人死於與水相關的疾病，而多數是年幼的兒童。

實驗證明，飲水性質與癌症密切相關。當飲用水受到有毒、有害化學物質或致病微生物的污染，可引起水的感官性狀異常，並可引發疾病，長期攝入則可引發癌變。水質污染的直接特徵是渾濁、黃、綠、灰色、異味、異臭、微生物多，水污染的主要化學成分有銨、砷、亞硝胺和腐殖酸等。而亞硝胺和砷是人類的致癌物質。研究顯示，飲用無污染的水質和優良的井泉水者，癌症發病率低，飲用溝、渠、塘、池、窖水者癌症發病率則高，而肝癌、食道癌、胃癌與飲用化學污染嚴重的水有關。

《新版指南》告訴人們：

有充分的證據顯示：飲用水當中的無機砷是肺癌發生的原因之一。無機砷污染的水很可能是皮膚癌的原因之一。砷和砷化物被認為是致癌物，少數證據顯示無機砷污染的水是腎癌和膀胱癌的原因之一。

有研究證明：砷是人類的致癌物，能導致染色體異常。砷能影

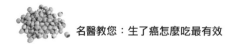

響癌基因或者抑癌基因的甲基化過程。砷還能干擾血紅素合成過程中多種酶的活性。曝露於砷酸鹽或亞砷酸鹽可使實驗動物和人類細胞產生自由基。砷的生物轉化會耗盡細胞的還原型穀胱甘肽，導致氧化作用的產生，特徵是捕獲自由基的能力降低，直接損傷去氧核糖核酸並誘導細胞增殖。

4. 易腐敗食物：需冷藏

如今，大部分容易腐敗變質的食物都是冷凍或冷藏出售。冷藏本身不可能對癌症危險性產生任何直接影響，它的作用是間接的。一方面冷藏使容易腐爛的新鮮事物（包括季節性蔬菜、水果）和新鮮肉類整年都可以食用。其次冷藏可減少容易腐爛食物（尤其是穀類和豆類）的微生物污染和真菌污染。另外，冷藏可減少鹽醃、煙燻、風乾和浸泡等用於保存新鮮蔬菜、水果和肉類的方法之需求和使用。

也就是說冷藏（包括冷凍和冷藏）能間接影響與以上因素有關的癌症的危險性，包括影響口腔癌、咽癌、喉癌、鼻咽癌、食道癌、肺癌、胃癌、胰臟癌、肝癌、結腸和直腸癌等癌症的發生與發展。

5. 被污染的食物：很危險

真菌毒素是某些真菌或類酵母菌產生的毒素。儘管烹調的溫度通常可以破壞這些污染食物的真菌，但它們產生的毒素卻依然存在。

黃麴毒素是真菌毒素中的一類。所有天然形成的黃麴毒素都被國際癌症研究機構（IARC）定為人類致癌物（Ⅰ類）。因此，歐洲，聯合國糧農組織／世界衛生組織聯合食品添加劑專家委員會（JECFA）建議，應使食品中黃麴毒素的含量盡可能地降低。

《新版指南》指出：

　　黃麴毒素污染的食物是肝癌發生的一個原因的證據是充分的。穀類（穀物）和花生是最容易受到真菌毒素污染的食物。氣候潮濕悶熱、貯藏設施差的國家，黃麴毒素的污染狀況最嚴重。

　　從亞非國家及我國肝癌流行病學調查結果發現，某些地區人群膳食中黃麴毒素含量與原發性肝癌的發生率呈正相關。儘管有人認為 B 型肝炎病毒感染是原發性肝癌的重要原因，但最近的研究表示，在原發性肝癌發病機制中黃麴毒素引發頻率比 B 型肝炎病毒的感染及流行更為重要。

　　世界各國的農產品普遍受到黃麴毒素的污染，黃麴毒素是氣候潮熱、貯藏條件差的國家最重要的問題，許多低收入國家，尤其是熱帶和亞熱帶地區，穀物和堅果要在不良狀況下貯藏很長時間，所以食物中黃麴毒素含量很高。

　　肝癌發病率高的國家，如一些非洲和東南亞國家（包括中國大陸），黃麴毒素污染的情況很嚴重。可能被黃麴毒素污染的主要食物是所有的穀類，包括小麥、白米、玉米、大麥、燕麥和豆類，尤其是花生和玉米的污染最嚴重。

5. 煙燻肉、魚：少吃為妙

　　燻烤類食物中存有致癌物質，長期食用會引起潛在的致癌作用。如匈牙利西部一個胃癌高發區的調查顯示，該地區居民經常吃家庭自製的含苯並芘較高的燻肉是胃癌發生的主要危險因素之一。拉托維亞某沿海地區的居民好發胃癌，被認為與當地居民吃燻魚較多有關。冰島也是胃癌罹患率極高的國家，其胃癌死亡率亦較高，據調查當地居民食用自己燻製的食品較多。其中所含的多環芳烴明顯高於市售同類製品。而用當地農民自己燻製的羊肉餵實驗鼠，亦可誘

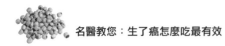

發胃癌等惡性腫瘤。

《新版指南》也指出：

　　大量的研究結果顯示：加工肉類證實可以導致結腸和直腸癌的發生。加工肉類是導致食道癌、肺癌、胃癌、前列腺癌的原因之一。煙燻的動物肉製品是胃癌的原因之一。

　　為什麼煙燻食品會致癌呢？煤、柴油、汽油和香菸等有機物在不完全燃燒時會產生大量多環芳烴類化合物，其中以苯並芘的致癌性最為確定。因此，採用高溫煙燻火烤的食品就會直接受到污染。

　　所以，盡量少吃燻製和煙燻的肉、魚和各種燻製食品，如燻肉、燻魚、燻蛋、燻豆腐乾等食物。

烹飪不當易致癌

1. 燒烤食物易致癌

　　現在，燒烤越來越受歡迎，特別是年輕人，更加熱衷於吃燒烤。但是食用燒烤食物是有害健康的。這主要是因為燒烤類食物在加工過程中會產生較多的雜環胺類化合物，而雜環胺類化合物經過代謝活化後具有致突變性和致癌性。

　　美國一家研究中心的報告說，吃一隻烤雞腿就等同於吸 60 支菸的毒性。常吃燒烤食品，會大大增加胃癌、腸癌、乳癌等疾病的發病率。常吃燒烤的女性，患乳癌的危險性要比不愛吃燒烤食品的女性高出 2 倍。

　　《新版指南》指出：

　　不同的加工、烹飪方法對腫瘤的發生可能產生不同的影響。有的方法有預防作用，有的則產生誘導（癌變）作用。燒烤動物肉製品是胃癌的原因之一。

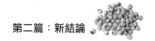

因此，不要吃燒烤的食物，並避免把肉、魚燒焦，避免食用烤糊或烘焦的油脂。為了防止雜環胺類化合物對食品的污染，應當設法改進食品烹調過程。如在烤臘肉、火腿、香腸、烤鴨、烤羊肉串時，應盡量避免食品與炭火直接接觸，最好採用電爐、紅外線烤箱等。

2. 油炸煎炸食物易致癌

油炸類食品易導致心血管疾病的發生。高溫油炸食品中的維生素易於被破壞，使蛋白質變性。而且油炸食品熱量高，含有較高的油脂和氧化物質，經常食用易導致肥胖。

煎炸亦是一種破壞健康脂肪的烹調方式。反覆高溫加熱的食用油會產生氧化、水解、熱聚合等化學反應，從而產生醛、低級脂肪酸、氧化物和環氧化物等物質。這些物質對人體酶系統有破壞作用，長期積蓄於人體內，可能誘發癌症。高溫油炸還會在身體內產生有害的「自由基」。自由基是非常活潑的化學成分，可以破壞食物中的必需脂肪酸，還能夠破壞細胞，增加患癌症的風險。

筆者在讀博士期間對影響腫瘤發生的飲食和烹調方式做了研究，發現，以水為介質的，如蒸、煮、燉等烹調方式，比以油為介質的，如油煎、油炸等烹調方式對腫瘤有很好的預防作用。

因此，要盡可能地避免對食品進行煎炸，少吃油炸食品，如油煎餅、臭豆腐、炸肉串和油條等。癌症治療，飲食配合所患癌之不同，吃也有不同的食方。

第三篇

新方案

1. 癌症治療，飲食配合

2. 癌不同，吃法也不同

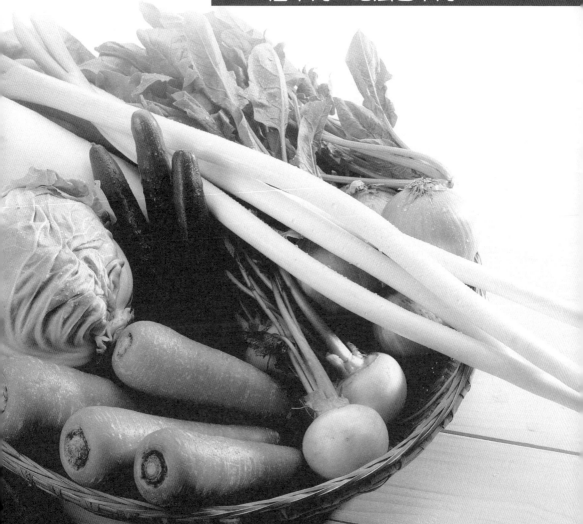

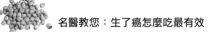

一、癌症治療，飲食配合

1. 對癌症之類的慢性病，不懂得食療，那往往是勞而無功的。
2. 癌症手術期、電療期、化療期的飲食調理原則與方法各不相同。
3. 癌症康復期患者忌口，尤其重要。
4. 六類「特色抗癌食療方」及八類「對症食療方」全程有效抗癌。
5. 癌症食療需因人、因地、因時制宜。

　　「不懂得飲食控制與調整，就不足以為醫！」「特別是對諸如癌症、心臟病、高血壓、糖尿病之類的慢性病，不懂得食療，那往往是勞而無功的。」導師何裕民教授在臨床中經常這樣告誡學生，他自己在癌症臨床上便十分重視飲食配合藥物治療。本章就著重介紹他在這方面的思維、經驗等。

治療期飲食調養方案

　　我們的經驗得知：癌症的不同時期，如手術期間、化療期間、電療期間，患者的身體狀況和體質有所不同，所以飲食營養的調理原則與方法也不盡相同，應根據病情做合適調整。

1. 手術期

　　處於手術期前後的癌症患者，往往機體組織損傷較重，患者元氣有傷，故而此時應以易消化、易吸收的食物為主，如軟質飯食、米湯、豆漿、魚湯等食物。

　　為了促進傷口儘快癒合，組織儘快修復，飲食中可適當食用有收斂功效的食物或藥物，如芡實、鴿肉、太子參等，以助斂汗，促

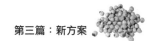

進傷口修復。

　　同時根據此期消化吸收功能較差的特點，飲食上忌盲目大補，以及難以消化、吸收的食物，如甲魚、牛肉、羊肉、膠原蛋白之類，以免加重胃腸道負擔。

2. 化療期

　　處於化療期的患者，藥物對胃腸道功能損傷較大。此期的患者，脾胃功能尚處於恢復階段，患者常有胃腸功能障礙，出現胃口差、沒有食欲等表現，硬補只是加重胃腸負擔。所以，飲食也應以清淡易消化、易吸收食物為主，並注意少量，多餐，不要勉強進食。同時，也可輔以健脾養胃的食品，如薏仁、山藥、紅棗、生薑、蘿蔔、淡水魚等。食欲不振時，可適量食用山楂、白蘿蔔、白扁豆、陳皮等健脾開胃的食品。

　　化療藥物往往對細胞損傷較大，化療後很多患者出現白血球低下、貧血等症狀，對此可適度食用骨頭湯、瘦肉、紅棗、蘑菇、香菇和核桃等食物，也可以進補一些黃鱔骨頭、泥鰍湯等，對防治貧血、升高白血球數量有一定的作用。但對於黃鱔骨頭、泥鰍湯等一定要煮透，以免不利於消化、吸收。

　　糙米味甘、性溫，可健脾養胃、補中益氣，調和五臟、鎮靜神經、促進消化吸收。古人云：「蓋晨起食粥，推陳致新，利膈養胃，生津液，令人一日清爽，所補不小」。《隨息居飲食譜》稱粥飯為「世間第一補人之物」。李時珍則贊：米油（煮米粥時，浮於鍋面上的濃稠液體，即米湯）是窮人的人參湯，嬰兒「食米油，百日則肥白」。

　　所以食欲差的患者，可根據病情、症狀的不同，選用不同的食療粥，粥最養胃。如甘蔗粥、玉竹粥、沙參粥、黃精粥、杏仁粥、綠豆薏米芡實粥、山藥百合糯米粥、蓮子芡實荷葉、山楂白米粥、鴨梨白米粥、白蘿蔔白米粥、杏仁白米粥、橘皮白米粥等。

3. 電療期

電療常常會損傷人體津液，患者會出現津液不足，口燥咽乾、咳嗽少痰、皮膚乾燥等副作用。此時宜多喝水，並且可多食一些滋陰生津的甘涼食品，如白木耳、黑木耳、百合、綠豆、白茅根、白蘆根、石斛、綠茶等，茅根、蘆根以新鮮為佳；也可以選用新鮮榨取的植物汁液，如甘蔗、荸薺、梨、蓮藕、西瓜、黃瓜、番茄等。

電療期患者宜多攝入富含維生素 C 的食物，如紅棗、奇異果、刺梨、柑橘、山楂、芒果和苦瓜等食物，亦可防範電療副作用。但不建議大量攝入化學合成的各種維生素補充劑。

電療期間，必須禁食辛辣食物，以減少對津液的損傷，特別注意盡量不要吃辛溫助熱和麻辣的食物，如羊肉、火鍋等。

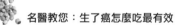 飲食優化，杜絕復發轉移

癌症的復發轉移對患者的危害很大。有資料顯示：癌症在手術、電療、化療後發生復發與轉移高達 70％～ 90％；而在手術、電療、化療後半年至一年內發生復發轉移的竟高達 69％！復發者中 90％的患者雖經再次電、化療等醫治，但最終仍因癌症的轉移復發而去世！

癌症發生復發轉移的因素很多，但我們在臨床中發現，因為患者飲食不當，管不住嘴，過於補益，出現問題的案例比比皆是，不可不慎！對於癌症康復期患者來說，也尤其重要。

1. 慘痛教訓：不勝枚舉

俗話說：「病從口入。」對於癌症康復期患者，「病從口入」有著更加特殊的意義。處於康復期的患者，雖然症狀已經基本消失，身體的各項功能處在逐步恢復中，然而經歷手術、化電療後，身心受到極大損害，需要很好的調治。這時候任何不當過度行為（不當

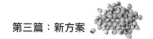

的飲食、過量的活動、情緒上劇烈波動）都會造成不利的影響。所以，此時身體的各種器官和功能無法承受突如其來的變故和侵襲，會因此受到極大傷害。

2000 年前後，何教授看過一個腸癌患者，該患者顯肥胖，肝癌腸轉移，手術切除後做了化療，然後就接受何教授的中藥調理。可能是由於中藥調理的效果很好的緣故，他胃口特別好，就拚命吃。他認為，反正自己癌也切除了，沒問題了，所以大魚大肉每天照吃不誤。過沒多久，就發現肚子疼，局部復發。再次做了手術，然後進行化療，這次何教授和他家屬都特別叮嚀，要其控制飲食，包括主食要控制，動物類蛋白、脂肪更是要嚴格控制。

由於吃了兩次苦頭，所以他也得到了教訓，開始的時候由於肉類吃少了，每天覺得胃裡特別「嘈雜」，很難受，教授就建議他臨睡前吃點燕麥片。他現在體重控制在 65 公斤左右，人活得好好的，不像以前最胖的時候達到 95 公斤以上，他也覺得精神很舒暢，再也沒有出現過復發和轉移的情況。

還有一個病例。

趙先生，肝癌康復 2 年了。在這期間，持續吃何教授開的中藥，練功，飲食上也遵循我們的建議，康復情況一直都不錯。有一日，幾個朋友聚到一起，說去吃螃蟹。趙先生一開始不同意，怕吃出問題來。但經不住朋友勸說，另外覺得自己現在情況頗佳，胃口也不錯。也就是由於貪嘴，據說那次聚會，趙先生吃了 2 隻螃蟹，不久就口吐鮮血和食物殘渣，趕緊送到醫院搶救，最終沒有挽留住而身亡。

在臨床中，康復期患者因為過食大閘蟹而情況惡化的，不下幾十例。香港著名影星「肥肥」就是其中一例。

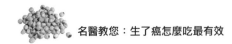

因此，癌症患者的穩定期和康復期只是相對的，尤其要注意：必須嚴格管好自己的嘴，不可過食！否則，很可能追悔莫及。

2. 食復：癌症復發的一種類型

我國古代醫家對飲食不慎與疾病復發的關係有不少論述，並提出了「食復」的概念（「食復」是指疾病初癒，因飲食不慎而致疾病復生或變生他病）。如張景岳在《景岳全書》中云：「不可強食，強食則助邪⋯⋯縱食則食復。」指出飲食調養須顧脾胃之氣，若病後一味縱食、強食，其必損胃氣，助長邪氣，舊病也會因過食而復萌。

其實，中醫學早有「虛不受補」之告誡。如張仲景認為在疾病癒後初期，因邪氣未盡，脾胃之氣未復，食療應恰當地因人因病選擇。如《傷寒論》記載：「病新瘥，人強予穀，脾胃氣尚弱，不能消穀，故令微煩，損穀則癒。」告訴人們病始於初癒時，常因病邪折磨致病體虛弱，脾胃受傷，此時若盲目進補和強制飲食，脾胃則不能消化食物，如果適當限制進食，則病情會恢復。

北宋名醫龐安時則指出了病後調補的方法，曰：「凡病瘥後，宜先進清粥湯，次進糜粥，亦須少與之，切忽過食也。至於酒肉，尤當禁。」就是說，在疾病的恢復期和康復期，大病剛癒後，飲食應由稀糜漸稠厚，數量由少到多，如此循序漸進，不能過食，至於酒肉之類的食物，當屬禁忌之類。

3. 病後調補：只可緩緩圖之

筆者在跟隨導師臨床實習過程中，經常會碰到這樣的情況：患者看完病以後，經常會向何教授和筆者詢問：「何教授、孫老師，我得了這個癌，平時可以吃什麼？家人看我體質較差，想讓我補補，吃點甲魚、鴿子湯之類的，可以嗎？親戚朋友來看我，送了很多補

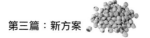

品，如珍珠粉、冬蟲夏草，能吃嗎？民間有種說法，癌症患者不能吃雞，只能吃鴨，這種說法對嗎……」諸如此類的疑問很多。

患者患癌以後，希望治療的同時或康復期，透過適當的飲食營養和膳食調配來增強體質，增加抵抗力，儘快康復，完全可以理解。但我們在臨床經驗中發現，事實上很多患者不會吃，或者說得了腫瘤之後不知道吃什麼好，有很多盲點。有很多家屬唯恐患者營養不良，消化功能剛有所恢復，胃口剛一開，即填鴨式地灌個飽。但常常事與願違，補沒「速成」，反倒加害於患者。鑒於這類好心辦壞事的悲劇，臨床太常見了。故特提出一議，以示警覺。

腫瘤患者患病後，常常接受電、化療治療，電、化療會殺傷白血球，食欲隨之減退，消化功能往往較弱，稍微吃得好一點、飽一點，胃腸道即會受不了，出現「消極怠工」，可常見腹脹、嘔呃、便祕、腹痛，甚或嘔吐、腸梗阻等。因此，必須強調一點，虛人調補，只能細火慢熬！一點一點來，以粥糜等最為養人，千萬不可操之過急，否則，往往結果會適得其反！

所以，我們強調兩個觀點：首先，在都市裡，腫瘤患者真正因營養不良而死亡的，絕非多數；即便後期常見惡病質，也是消耗過多，抑制消耗才是關鍵！

再者，吃進去的遠非就是補進去的，吃進去，僅僅進入腸道，能否吸收才是關鍵！吃得太多、太好，吸收不了，反倒增加腸胃負擔而為害！

總之，調補需細火慢熬，緩緩圖之，切忌快速填鴨！

4. 康復期的飲食原則

(1) 飲食定時、定量，有計劃地攝取適當的熱量和營養，以維持正常體重。

(2) 細嚼慢嚥，不要暴飲暴食及食用太燙太硬的食物。

(3) 多吃有抗癌功效的食品，如薏仁、菱角、番茄、大蒜、洋蔥、花椰菜、高麗菜、白菜、魚類、綠茶、白蘿蔔、大豆、柑橘、海帶、紫菜、麥胚芽等。

(4) 少吃肉，一週不要超過 350 克。多食適宜的魚肉及瘦肉，不食或少食動物內臟、牛羊肉、甲魚等。

(5) 不吃各種致癌食品，如鹽醃、煙燻、燒烤、煎炸、燒焦、黴變的食物。

(6) 食物盡量保持新鮮，剩菜剩飯最好不要吃。

(7) 多吃五穀雜糧，如玉米麵、小米飯、豆類等。少吃精米、精製麵。

(8) 保持大便通暢，應多吃富含纖維素的食物，但對消化道癌症患者而言，富含纖維素的食品宜充分切細。

(9) 膳食品種多樣化，葷素搭配，以滿足機體所需的各種營養素。

(10) 少用辛辣調味品，如肉桂、茴香、肉蔻、花椒等。過量食用這些食品可促進癌症發生。

(11) 適當參照各種癌症的不同特點而調整自己的飲食結構。

特色抗癌食療方

很多人認為，過去經濟條件差，吃不起葷食，只有富裕人家才有條件和資格吃大魚大肉、山珍海味。現在大家生活好了，就放開吃葷食了。於是腫瘤、高血脂、脂肪肝、腦中風、痛風、高血糖……統統多起來。經濟發展了，吃好點是可以的，但問題是健康飲食觀念沒有跟上。

何教授在臨床治療時，擅於運用食療方法來配合調治癌腫，臨床收效甚好。

下面介紹他在臨床中常常推崇的、易於操作的各種營養保健食療方，供患者及其家屬參考。

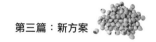

1. 蘿蔔類

蘿蔔栽培食用歷史悠久、價廉物美，營養價值甚高，是普通百姓的養生食品。古人這樣評價蘿蔔：「熟食甘似芋，生吃脆如梨。老病消凝滯，奇功值品題。」可見古人對蘿蔔是讚賞有加。

民間俗語說的好：「冬吃蘿蔔夏吃薑，一年四季保安康。」蘿蔔能增強機體免疫力，並能抑制癌細胞的生長，對防癌、抗癌也有重要作用。

白蘿蔔亦食亦藥，臨床應用甚廣，何裕民教授臨床常建議人們用蘿蔔做成各種食療食品，功效甚好，深受患者喜歡。

白蘿蔔為行氣消脹食物的首選，對於癌症患者出現食積不化者，可用白蘿蔔熟食每天 250 ～ 500 克，可消積通氣。

生或熟蘿蔔 500 克，搗爛取汁加冰糖適量服之。能止咳化痰平喘，用於氣喘、慢性支氣管炎、外感咳嗽痰多者。

生蘿蔔 500 克，搗爛取汁頓服，可止血止咳，用於吐血、咯血和痰中帶血者。

對於患者出現噁心嘔吐、失音不語者，可用蘿蔔搗汁入薑汁同服，可健脾生津利咽喉。

對於鼻咽癌鼻塞、痰涎多者，可用生蘿蔔汁 100CC，加黃酒少量燙熱，分次飲服。

①飴蘿蔔汁

見於明代倪朱謨編纂的《本草匯言》，方中白蘿蔔 1000 克，飴糖 100 克。白蘿蔔洗淨切碎絞汁，每次取白蘿蔔汁 30CC，加飴糖 20CC，再加沸水適量攪勻，每日飲用 3 次。本品是脾肺氣虛咳嗽常用方。白蘿蔔寬中下氣，潤燥止咳；飴糖補益脾肺。合而用之，對於肺癌或其他癌腫轉移到肺部，出現咳嗽不止，喘息氣虛者，有很好的療效。

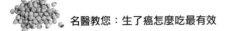

②蘿蔔飯

蘿蔔飯也是人人可做的、止咳化痰功效很好的食療方。白米250克洗淨，加適量水，把鮮蘿蔔500克洗淨後切成小塊，放入白米中一起煮成飯。本品可化痰止咳寬中，可用於肺癌患者咳嗽痰多，氣喘者，也可用於癌腫消化不良者。

③五汁蜜膏

五汁蜜膏由鴨梨、白蘿蔔各1000克，生薑、煉乳、蜂蜜各250克組成。鴨梨、白蘿蔔和生薑分別洗淨切碎榨汁。取梨汁和蘿蔔汁放入鍋內，先以大火燒沸，改小火熬煎濃縮如膏狀時，加入薑汁、煉乳和蜂蜜攪勻，繼續加熱至沸，停火，待冷裝瓶備用。

梨養陰清熱、潤肺止咳；蘿蔔止咳化痰、消食化積；生薑發汗解表、溫肺止咳；煉乳、蜂蜜補益潤燥。五物合用共奏滋陰潤肺、止咳化痰功效，可用於肺癌、喉癌和鼻咽癌等癌腫電療後陰津虧虛之乾咳少痰，或痰少而黏，不易咯出，口燥咽乾，形體消瘦，五心煩熱，或痰中帶血，聲音嘶啞等症的調養。食梨能抑制致癌物質亞硝胺的形成，從而防癌抗癌。白蘿蔔有助於增強機體的免疫功能，提高抗病能力；白蘿蔔中的芥子油能促進胃腸蠕動，增加食欲，幫助消化；含有木質素，能提高巨噬細胞的活力，吞噬癌細胞，具有抗癌的作用。

④糖醋小蘿蔔

糖醋小蘿蔔也是人們非常喜愛的一道小菜。小紅蘿蔔200克去鬚根和頂尖，洗淨瀝乾，並用刀拍碎，切成塊，放入盤中。加入精鹽醃20分鐘，再將滲出的水分濾去，最後加入白糖、味精、醋和麻油拌勻即可食用。本方具有開胃理氣、消食化痰的功效，可用於癌症患者胃口不佳，飲食減少，消化不良及胸悶痰多者。

⑤萊菔子粥

對於肝癌上腹飽脹者，萊菔子粥是很好的選擇。萊菔子20克、

白米和薏仁各 50 克。萊菔子用紗布包好放入沙鍋內，與白米和薏仁同煮，大火煮沸。取出紗布袋，濾盡藥汁，改用小火煮成粥，分早晚 2 次食用。

⑥蘿蔔餅

蘿蔔餅既是食療方，也是常吃的點心。白蘿蔔 500 克，瘦肉 250 克，麵粉 500 克，調料適量。蘿蔔洗淨製成細絲，加蔥末，入油鍋略煸炒撈起。豬肉製成肉漿，與蘿蔔絲混合，加精鹽、味精後拌勻成餡。麵粉加清水製成麵糰，分成 10 個。餡放入製好的麵糰中成餅，放烤箱中烤熟即成。本品可健脾胃、消積滯，用於癌症患者脾胃虛弱，食多胃部飽脹積滯者。

2. 薑類

薑自古以來就是一味常用的藥物和食物，屬於藥食兩用之品，也是很多食療方的主要成分。本品辛溫，具有發汗解表、溫中散寒、健胃止嘔、解毒的功效。

薑在臨床和生活中用途甚廣。嫩薑多用作日常飲食調料，入藥則多用老薑。

生薑皮：為生薑之外皮，利水消腫的功效較佳，民間常用生薑皮、冬瓜皮和西瓜皮等一起煎湯服用治療水腫。

煨薑：取洗過的生薑，用紙多層包裹，水中浸透，放在火灰中煨至紙包焦黃，去紙後用。本品辛熱，治療畏寒、嘔吐和腹瀉的作用比生薑好。

乾薑：為薑的乾燥根莖。本品大辛大熱，比生薑更為辛熱，可溫中逐寒，回陽通脈。

泡薑：取乾薑塊放在鍋內用大火急炒至發泡鼓起，外皮呈焦黃色，內呈黃色，噴淋清水少許，取出曬乾即成。辛散之力已減，溫守之力增強，長於溫經止血，適用於脾腎陽虛所致的寒性腹瀉等症。

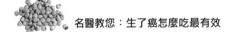

①薑紅熱湯

癌症患者經過手術、電療、化療治療後，往往體質較弱，易於感受風寒，所以薑對於預防癌症患者風寒感冒或畏寒嘔吐有較好療效。可用生薑 10 克（切片），紅糖 30 克，煎湯趁熱服下，或者生薑 10 克，蔥白 5 克，紅棗 10 顆，水煎服。也可用生薑汁 1 湯匙，蜜糖 2 湯匙，加水 150CC，趁熱服用。可和胃止嘔，適用於胃寒嘔吐。

②薑肚湯

生薑 5 片，生豬肚 1 個，將生薑放入豬肚內，隔水燉熟，分數次食用。可溫中健胃，適於胃痛日久，體虛消瘦者。

③焦薑楂湯

生薑、焦山楂各 10 克，紅糖 30 克。將前兩味水煎，再加紅糖頓服。可溫中消食，用於傷食腹痛者。

④蔗薑飲

胃癌初期患者，可選用蔗薑飲。甘蔗、生薑各適量。取甘蔗壓汁半杯，生薑汁 1 匙和勻燉沸即成，每週 2 次，具有和中健胃的作用。

⑤桂圓生薑湯

脾虛腹瀉（症見面黃肌瘦，懶言氣短，大便時停時瀉，水穀不化，不思飲食，舌淡苔白，脈緩弱等）者，還可選用桂圓生薑湯，桂圓乾 14 枚，生薑 3 片，食鹽適量。桂圓乾洗淨，放入鍋中，加清水浸泡後，再加入生薑、食鹽，煮約 30 分鐘即成。本方具有補脾止瀉作用，其中桂圓可補心脾、益氣血；生薑溫中止瀉。用於癌症患者脾胃虛弱，消化功能差，易於腹瀉者。

⑥生薑止咳汁

對於體虛久咳者，可用生薑汁適量，甜杏仁 15 個，核桃肉 30 克，共搗爛後加蜜糖適量燉服。也可用生薑 10 片、白蘿蔔 250 克、紅糖 30 克，與水共煎服。本方可散寒化痰，適用於癌症患者咳嗽痰多者。

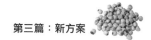

3. 茶類

茶為萬病之藥。中國是茶的故鄉，中國人把茶列為一日開門七件大事之一，曰「柴米油鹽醬醋茶」。到後漢兩晉時期茶風興起，唐代開始普及，北宋盛極。在唐宋時，它已是上至帝王將相，下至平民百姓，日日不可離了。唐代楊華《膳夫經手錄》說：「累日不食猶得，不得一日無茶也。」許多文人墨客也與茶結下了不解之緣。白居易自稱為「別茶人」。蘇東坡則宣稱：「不可一日無此君。」由此，茶的魅力可見一斑。

「茶為萬病之藥，勿忘飲茶健身。」中醫對茶葉的食療功用歷來有很高的評價，相傳幾千年前我國就用茶來治病，飲茶對身體有很多好處，也能輔助治療很多疾病。

福建武夷山盛產茶葉，而且很多人長壽，那裡不叫高　、長壽，而是叫茶壽，當地人認為適當多飲茶可延年益壽，科學研究也證明了這一點。綠茶含有豐富的茶多酚，可抗氧化、抗癌。綠茶還含有茶甘寧，可以提高血管韌性，防止腦血管疾病。綠茶對牙齒也有很好的保健作用，老年人牙齒容易脫落，綠茶含氟，可堅固牙齒，因此常用綠茶水漱口，可以保健牙齒。

上好的綠茶，經常泡飲，對膀胱癌和前列腺癌患者均非常適宜。

①紅糖茶

臨床運用時，可取茶葉 30 克，水煎濃汁，加紅糖 30 ～ 60 克，再煎至發黑服下，可清熱止瀉，用於癌症腹瀉者。

②車前茶

茶葉、車前草各 25 克，竹筍根 50 克，水煎服，可利水消腫，用於癌症患者見各類水腫者。

③薑茶飲

薑茶飲來源於宋代太醫院編的《聖濟總錄》。綠茶 10 克，乾薑

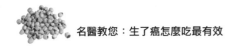

3克。綠茶和乾薑切絲，放入杯中，以沸水沖泡，溫浸片刻即可飲用。綠茶苦涼，乾薑辛溫，取辛開苦降、涼溫並調之意。合而用之，有調和脾胃、安神除煩之效，可用於嘔吐、泄瀉和煩躁不安的癌症患者。

上方可演變成薑茶：生薑、茶葉各10克，生薑切片或末，與茶葉一起加水煎煮後飲服。本品可散寒健胃止瀉，用於胃癌胃痛、腹痛和腹瀉者。

另有薑茶烏梅飲（見元代醫學家危亦林編撰的《世醫得效方》）。生薑10克，烏梅30克，紅茶6克。生薑洗淨切絲，烏梅和紅茶共放杯中，以沸水沖泡，溫浸半小時，再加紅糖。本方適用於癌症患者脾胃虛寒引起的慢性泄瀉。

④蘿蔔茶

先將5克茶葉用沸水沖泡5分鐘後取汁備用，白蘿蔔100克洗淨切片置鍋中煮爛，加食鹽調味，倒入茶葉水即可。本方具有清熱化痰、理氣消食之功，可用於患者咳嗽痰多，胃納差腹脹者。

【飲茶注意事項】

飲茶雖好，但要應用適當，講究飲用時間和方法。

1. 不要空腹飲茶：空腹喝茶，茶水直入脘腹，有如「引狼入室」，會出現心慌、尿頻等不良反應。時間久了，還會影響人體對各種營養素的吸收。

2. 不要飯後立即飲茶：研究發現：茶葉中含有大量單寧酸，如果飯後馬上飲茶，食物中的蛋白質、鐵質與單寧酸很容易發生凝結，會減少對蛋白質、鐵質的吸收，影響器官的多種生理功能，還容易引發缺鐵性貧血。

3. 不宜飲大量濃茶，否則可使心跳加快，血壓升高，引起失眠。因此，失眠者及潰瘍病患者不宜多飲濃茶。

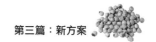

4. 百合類

百合具有養心安神，潤肺止咳的功效，也是一味藥食兩用之品。不僅具有良好的營養滋補之功，對病後體虛的人非常有益，而且對癌症患者接受電療後出現津液損傷，有一定的防治作用。

①百合銀杏飲

鮮百合 100 克，銀杏 10 枚，冰糖適量。先將鮮百合去根，洗淨；銀杏去殼和皮，加適量水煮至熟爛，再入適量冰糖即可飲用。方中百合潤肺止咳，清心安神；銀杏可補肺益腎止帶，具有收斂止咳的功效。合用具有補肺止咳、滋陰益氣的作用，適於癌症患者久咳、氣短、喘息者。

②清蒸百合

鮮百合適量洗淨，蒸熟食用。本方具有益氣、養陰、潤肺的功效，適合於癌症患者之氣陰兩虛（症見神疲乏力、氣短、出冷汗，動則加重，食欲不振，口乾舌燥，手足心熱，舌邊有齒痕，苔薄白少津，或少苔，脈細弱等）者。

③百合綠豆湯

民間常用之食療方，也是夏季暑熱時常用的消暑方。百合、綠豆各 50 克，白糖適量。將百合、綠豆洗淨，放入鍋中煮爛，加入適量白糖即可飲用。本方原用為夏季清心消暑之品，對於肺癌、喉癌、肝癌有內熱、口乾，特別是喉癌和鼻咽癌電療後發熱、口乾口渴和咽痛者也很適宜。

④百合煎

為滋陰潤肺常用方。百合和蜂蜜各 50 克，百合洗淨脫瓣，浸清水中半小時後取出，放入碗內，加入蜂蜜，隔水蒸約 1 小時即可食用。方中百合滋陰潤肺止咳，以蜂蜜為輔佐，助百合之力潤肺止咳，兼可調味。可用於肺癌患者肺燥乾咳、咯血者，失眠者也可常食。

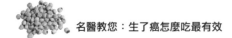

⑤百合粥

癌症患者常會出現咳嗽、心神不寧、睡眠不好的情況，百合粥是潤肺止咳、養心安神、抗癌的佳品。鮮百合 30 克，糯米 50 克，冰糖適量。白米煮成粥，百合放入共煮，加入冰糖即可食用。百合具有潤肺止咳、寧心安神的作用。百合還含多種生物鹼，能升高血細胞，對化療及電療後白血球減少症有治療作用。百合在體內還能促進和增強單核細胞系統和吞噬功能，提高機體的免疫能力，因此百合對多種癌症均有較好的防治效果。

4. 果蔬汁類

許多人每天酒肉穿腸過，就是不喜歡吃蔬果，認為太過簡素，以蔬果去招待朋友，更會覺得寒酸。但是今天我們的許多疾病恰恰跟過量的肉食有關，比如大腸癌和乳癌等，所以何教授非常主張癌症患者（也包括健康者）的食譜裡應該加重蔬菜和水果的比例，適當調減高蛋白質、高脂肪等食品。

①生梨汁

生梨 250 克，將生梨洗淨切成薄小塊，包在潔淨紗布中絞汁，即可飲用。梨具有清熱生津、潤肺止咳的作用，有人將生梨汁稱為「天生甘露飲」，對癌症患者出現發熱津傷、咽痛口渴、乾咳少痰者尤為適宜。秋季乾燥季節經常食用生梨汁，也有很好的生津潤燥的作用。

②西瓜番茄汁

用西瓜 1000 克，番茄 250 克。將西瓜洗淨，去皮和子，留瓤備用。番茄洗淨，用開水沖燙片刻後去皮和子。將西瓜瓤和番茄肉分別絞取汁混合後即可飲用。本品具有清熱、生津止渴的作用，西瓜和番茄均具有清熱、生津止渴、行水利尿的作用，可用於癌腫出現發熱、咽乾口渴、小便短赤者。

③蘋果包心菜胡蘿蔔汁

蘋果 300 克、包心菜 200 克、胡蘿蔔 400 克，將三者洗淨切塊入果汁機絞汁，加海帶粉 2～4 克飲用。蘋果具有生津止渴、健脾益胃、養心益氣等功效；包心菜可補骨髓、潤臟腑；胡蘿蔔有健脾和胃、補肝明目、清熱解毒的作用，海帶可消痰軟堅、止咳平喘、散結抗癌。海帶中碘極為豐富，它是體內合成甲狀腺素的主要原料，而頭髮的光澤就是由於體內甲狀腺素發揮作用而形成的。本方幾味合用，可用於治療癌症化療後脫髮者。

④甘蔗馬蹄飲

紅皮甘蔗 500 克，馬蹄（荸薺）250 克。甘蔗去皮，壓榨取汁 1 杯，馬蹄洗淨壓榨取汁，兩者混合飲用。馬蹄性寒，具有清熱、利水、化痰的功效；甘蔗亦性寒涼，具有清熱生津止咳的作用，兩者合用，用於癌症患者電療後津傷，口乾舌燥，煩熱者。

⑤五汁飲

清代吳鞠通在其《溫病條辨》中有一名方「五汁飲」，由梨、鮮藕、鮮蘆根、鮮麥冬、荸薺五種組成。其中梨、藕和荸薺都是很常見的蔬果，蘆根和麥冬是常用的中藥。用洗淨的鮮蘆根，梨去皮核，荸薺去皮，鮮藕去節，鮮麥冬切碎或剪碎，以潔淨的紗布或榨汁機絞擠取汁，冷飲或溫飲，每日數次。本品原用於治療溫病口渴甚，咽乾和煩躁，吐白沫黏滯不快者。

方中梨可健胃消食；藕具有清熱潤肺、涼血行瘀、健脾開胃的功效；鮮蘆根可清熱生津、除煩；麥冬可潤肺養陰、清心除煩、生津；荸薺具有清熱化痰、消積利濕的作用。合而用之，起到清熱、養陰、生津的作用，對於癌症患者出現津傷、皮膚乾燥、咽乾口渴者尤為適宜。

⑥荷葉鮮果汁

鮮荷葉 200 克，鮮藕 25 克，梨、荸薺和甘蔗各 250 克。鮮荷葉

洗淨切碎，放入沙鍋中，加水煮沸，去渣取汁 500CC，將鮮藕、梨、荸薺和甘蔗洗淨，去皮、結和核後，切成小塊，絞取鮮果汁，再與荷葉汁混合，加入適量白糖和蜂蜜，攪勻後即可飲用。本方可清熱瀉火，生津止渴，潤肺化痰，用於發熱後口渴、咽乾或肺熱咳嗽、乾咳少痰者。

⑦新定果蔬湯

在古人「五汁飲」方的基礎上，何裕民教授根據多年臨床和飲食營養的研究，根據現代人的體質特點，擬定的適於腫瘤患者的保健果蔬湯，具體組成：奇異果、梨、葡萄、白蘿蔔、蘋果等，任選 3 種，加入適量的綠葉蔬菜，另加 1 根芹菜，絞汁後加熱至溫熱飲用。

奇異果、梨、葡萄、白蘿蔔、蘋果均是抗癌佳果。蔬菜按其品種可分為葉菜類、根莖類、瓜茄類和鮮豆類等。綠葉菜類營養價值豐富，是胡蘿蔔素、抗壞血酸、維生素 B_2 和膳食纖維的良好來源，脂肪含量較低。葉菜類有較多的葉酸和膽鹼，其中以油菜、莧菜、雪裡紅和菠菜等含量最豐富。綠葉蔬菜也是鐵、鈣、磷等礦物質類的寶庫，如芹菜、雪裡紅、油菜等含鈣較高，綠葉蔬菜含鐵量特別豐富，所以綠葉菜類也很適合化療後貧血者食用。

此果蔬湯營養豐富，含有豐富的維生素和礦物質，適合於各種癌症患者電療後，或者肺癌患者出現口咽乾燥、津液損傷、營養不足等飲用，對食道癌患者表現為津虧液涸者也尤為適宜。因蔬果大多偏寒涼，故建議溫熱飲用。

其實本方對於平常之人，特別是夏季，出現熱甚津傷，口渴多汗者，也非常適宜。

5. 食療保健粥

粥在傳統營養學上佔重要地位。它與湯食一樣，具有調製簡便、取用靈活、適應性強、易消化吸收的特點，是食療方中常見的劑型。

1. 粥，養生最宜

清代黃雲鵠在其《粥譜》中謂粥「於養老最宜：一省費，二味全，三津潤，四利膈，五易消化」，對粥類大力推崇。粥多在早晨食用，以適應人體胃腸空虛的特點。正如宋代張來在《粥記》中所云：「每日清晨食粥一大碗，空腹胃虛，穀氣便作，所補不細，又極柔膩，與胃相得，最為飲食之妙訣。」

金元四大家之一的張子和十分宣導食粥和胃養生一法。南宋詩仙陸游，深受張子和漿粥食養經驗的影響，吟有一絕：「世人個個學長年（長壽），不道長年在目前；我得宛丘（張氏居宛丘，故有別號「宛丘」）平易法，只將食粥致神仙。」多麼生動和實在！

2. 健脾養胃，食粥最佳

何裕民教授臨床治療腫瘤過程中，強調「調理脾胃為先」。因此他也擅長於用食療粥作為癌症治療的輔助方法，認為癌症患者不管是手術、電療、化療期間，還是康復期間，經常食粥是保養脾胃，增加營養，提高免疫功能的重要舉措，臨床療效也甚好。

癌症患者可以根據不同的症狀，運用不同的中藥食材，製成相應的食療粥。粥在製作時，應注意水應一次加足，一氣煮成，才能達到稠稀均勻、米水交融的特點。若配方中有不能食用的中藥，則可先取中藥煮取湯汁，再加入米煮粥。

①芋頭粥

芋頭、白米各 100 克，共煮成粥。可消鬆散結，用於乳癌及其他癌腫出現淋巴轉移者。

②酸棗仁粥

適用於失眠者。用酸棗仁、熟地各 10 克，白米 100 克。酸棗仁和熟地共煎液，以此湯煮粥常食。

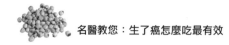

③柏子仁粥

柏子仁 15 克，白米 100 克。柏子仁煎液，以此湯煮粥食用。酸棗仁和柏子仁均具有養肝、寧心安神的功效，此方可養心安神，治療失眠。

④蓮子粉粥

蓮子可補脾止瀉、養心安神、明目，對於癌症患者心悸失眠、腹瀉者，可食用蓮子粉粥。蓮子粉 20 克與白米 100 克共煮成粥食用。蓮子所含氧化黃心樹寧鹼對鼻咽癌有抑制作用，是很好的防癌抗癌之品。

⑤薏仁粥

對於胃癌和食道癌等消化道腫瘤和肺癌患者，可常食薏仁粥，薏仁 50 克與白米 100 克煮成粥食用。薏仁可健脾滲濕，和胃止瀉，抗癌腫。薏仁油對細胞免疫、體液免疫有促進作用，因此可增強免疫力，並有抗癌作用。

⑥黃耆粥、黨參粥

黃耆和黨參均是補氣良藥，也是中藥方中常用的抗癌中藥。癌症患者由於疾病的影響，體質較弱，肺脾虛損、氣虛者也較多見，可以食用黃耆粥或黨參粥，以補益肺脾，健脾養胃。可用黃耆或黨參 15 克，白米 100 克。可分別用黃耆或黨參煎取汁液，以此湯液煮粥食用。但需注意，黃耆、黨參均屬補氣之藥，腸胃虛弱、常脹氣者不宜多食。另外，黃耆粥也是升高白血球的很好食療方。

⑦陳皮瘦肉粥

對於脾失健運、食欲不振、嘔吐者，可用陳皮瘦肉粥。陳皮 9 克、烏賊魚骨 12 克、豬瘦肉 50 克、白米適量。用陳皮、烏賊魚骨與白米煮粥，煮熟後去陳皮和烏賊骨，加入瘦肉片再煮至粥成，加食鹽少許調味，早、晚餐服用。此方具有降逆止嘔、健脾順氣的作用，癌症患者腹脹者可首選此粥。

⑧療虛粥

對於癌症患者化療後脫髮伴有頭暈、身體虛弱者，可用黑芝麻15 克，白米 100 克，蜂蜜少許。將芝麻清洗乾淨，曬乾後炒熟，研細備用。白米洗淨，入鍋加水，用大火燒沸，再用小火熬煮半熟時，放入黑芝麻細末、蜂蜜拌勻，繼續熬煮成粥。也可用桑椹子、枸杞子各 15 克，白米 50 克，加水以常法煮粥，每日 2 次食用。

⑨桃仁粥

對於癌症患者瘀血內結者，症見脘腹刺痛，痛處不移，按之痛甚，食後加劇，或胃腸有包塊，舌質紫暗，脈澀等，可選用桃仁粥。桃仁 20 克、白米 50 克、紅糖少許。將桃仁去皮，加水磨成漿；白米淘洗乾淨。鍋置火上，放入清水、白米、桃仁漿汁，用旺火煮沸後，改用小火煮約 20 分鐘，加入紅糖調味即成。此方可活血化瘀、健脾益氣。

⑩番茄花生小棗粥

對於消化系統癌症患者，可以說，番茄花生小棗粥是不錯的選擇。做這道粥的時候，先煮花生米和小棗，煮到花生米和小棗直至軟爛時加入白米或小米煮成粥。當要吃的時候，再加入切碎的番茄。每天吃 1 次或早晚各吃 1 次。

癌症患者對症食療方

此外，對於不同的症狀，何教授主張針對性地食療配合，以增強療效。

1. 化、電療後嚴重貧血

經常聽到癌症患者這樣說：「何教授，我化療後貧血得厲害，白血球也下降了，現在只有兩三千，怎麼辦啊？」腫瘤臨床出現貧血、血小板減少和白血球下降的非常多，特別是化療後，這些現象

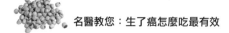

尤為常見。對此，食療配合意義重大。

①紅棗粥

紅棗是補血佳品，以其為主組成的相應食療方，對於癌腫貧血、血小板減少患者尤為適宜，紅棗粥就是民間老百姓常用的補血養生粥。用紅棗 10 ～ 15 顆，白米 100 克，冰糖適量。將紅棗和白米洗淨，一起放入鍋內，加入適量水，先用大火燒沸，再用小火煮成粥，加入冰糖即成，每日 1 劑，分早晚 2 次溫食。本品健脾胃、補氣血，用於癌症患者脾虛、氣血不足、頭暈乏力及貧血和血小板減少者。

②紅棗木耳湯

此乃養血補血之名方。紅棗 15 顆，黑木耳 10 克，白糖適量。黑木耳用溫水泡發，洗淨，撕成小塊，紅棗洗淨去核。將紅棗、黑木耳和白糖同放沙鍋中，加入適量清水，煮至紅棗和黑木耳熟爛即可。每日 1 次，連服數日。

方中黑木耳具有益腎補血、抗癌、降低血黏度、抗凝血的功效，紅棗是補血佳果。兩者合用，具有益腎健脾、養陰補血的作用，對於癌腫患者化療後出現的貧血、面色無華、頭暈、乏力、白血球下降者，有很好的補血功效。

③紅棗花生衣湯

紅棗 50 克，花生米 100 克，紅糖適量。紅棗洗淨，用溫水浸泡去核，花生米略煮一下，冷後剝衣。將紅棗和花生衣放入鍋中，加入煮過花生米的水，再加適量水，用旺火煮沸，再改用小火燜煮半小時左右，撈出花生衣，加紅糖收汁即可出鍋。

紅棗是民間常用補血品，再配以固澀止血的花生衣，具有益氣補血、強壯止血的作用，適合於癌症患者氣血兩虛所致的食少、氣短乏力及癌症出血者。

④胡蘿蔔紅棗湯

癌症患者體虛貧血，可選用胡蘿蔔紅棗湯。取胡蘿蔔 100 克、

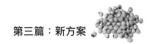

紅棗 20 顆。胡蘿蔔、紅棗以 1000CC 水小火煮至 500CC，早晚 2 次食用。

⑤紅棗百合蓮肉羹

紅棗、百合、蓮肉、白糖各 250 克，生粉適量。紅棗、蓮肉煮至熟爛，加入百合（新鮮）、白糖煮爛，再用生粉勾薄芡即成。可用於心血虛虧之心悸，頭暈，失眠多夢，面色淡白或萎黃的患者。

現代研究證實，蓮肉具有鎮靜、強心的作用；紅棗能提高人體免疫力，抑制癌細胞，促進白血球的生成，保護肝臟。百合鮮品富含黏液質及維生素，含多種生物鹼，能升高血細胞，對化療及電療後白血球減少症有治療作用。

⑥地黃甜雞

生地黃 250 克，母雞 1 隻，飴糖 150 克，桂圓肉 30 克，紅棗 5 顆。將母雞由背部頸骨至尾部剖開，去內臟、爪、翅尖，洗淨，入沸水鍋內略焯片刻，撈出待用。將生地黃切成約 0.5 公分見方的顆粒，桂圓肉撕碎，與生地混合均勻，再用飴糖調拌後塞入雞腹內，將雞腹部向下置於瓷缽中，紅棗去核放在瓷缽內，灌入米湯，封口後上籠旺火蒸 2 ～ 3 小時，待其熟爛取出，加白糖調味即成。本食療方可益氣養血，養陰益腎，適用於白血球減少者。

⑦當歸紅棗粥

當歸 15 克，煎取濃汁成 100CC，去渣。加入白米 50 克、紅棗 10 顆、白糖 20 克，加水煮成粥食用，每日早晚各 1 次，適用於貧血氣血不足者。

2. 電療後津傷、局部乾燥

①芹棗湯

芹菜 250 克，紅棗 10 顆，精鹽、味精、蔥花、花生油及其他調料適量。將芹菜洗淨，切成約 3 公分長的段；紅棗洗淨，去核。在

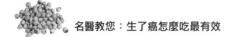

鍋中加入花生油燒熱，放入蔥花煸香，加入芹菜段煸炒，注入適量清水，放入紅棗、鹽、味精，燒煮至菜熟即可出鍋。佐菜湯服用。適用於癌症患者電療後皮膚乾燥、口乾津傷者。

③沙參麥冬粥

沙參、麥冬各 15 克，白米 50 克，冰糖適量。將沙參、麥冬水煎取汁，加白米煮成粥，冰糖調服，每日 1 劑。沙參、麥冬可益氣養陰、潤肺生津，可用於電療後出現皮膚乾燥、咽乾、乾咳等症。

④生地石斛粥

生地 15 克，石斛 30 克，白米 50 克，冰糖適量。將生地、石斛水煎取汁，與白米共煮成粥，待熟時冰糖調服，每日 1 劑。生地可清熱涼血、養陰生津；石斛可益胃生津、滋陰清熱，本方對於電療後陰傷胃陰虛者較為適合，症見口乾唇燥，嘈雜，乾嘔，或吞嚥不利，食後胸膈不適，大便乾結，舌光、乾絳，脈細數等。

3. 消化功能欠佳

臨床中，癌症患者經常出現脾虛、胃口不佳、消化不良的症狀，對此，何教授推薦不少歷史上的健脾止瀉食療名方。

①益脾餅

源於《醫學衷中參西錄》。白朮 30 克，乾薑 6 克，雞內金 15 克，熟棗肉 250 克，麵粉適量。白朮、乾薑、雞內金研粉，加棗肉製成棗泥，再加麵粉、清水，和麵做薄餅，烙熟即食。本方用於脾胃寒濕、飲食減少，長期泄瀉者。方中白朮補氣健脾，燥濕止瀉；乾薑溫中補脾；雞內金健脾消食；棗肉補脾養血。諸味合用，具有補氣健脾、消食止瀉的作用。

本品對於癌症患者食欲不振，消化不良，脾虛食滯不消、腹瀉尤為適宜，可以常做常食。

②期頤餅

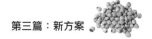

　　另一名方，亦來源於《醫學衷中參西錄》，也是健脾消食的好方。芡實 150 克，雞內金 30 克，麵粉、白糖各適量。芡實、雞內金研細，過篩備用，雞內金放入盆中，加沸水浸燙，過涼後再加芡實、白糖和麵粉，和麵做薄餅進食。

　　方中芡實補脾固腎；雞內金運脾消食，固精止遺。兩者合用，具有補脾消食，固腎止遺的作用。

　　本品適合於癌症患者脾虛食積，消化不良者，本方對於前列腺癌和膀胱癌尿頻者也適合。

③烏梅汁

　　烏梅 12 克，冰糖 10 克，水煎服，適用於脾胃虛損、噁心嘔吐、食欲減退者。

④山藥蓮肉湯

　　淮山藥 30 克，蓮肉 15 克，先將蓮肉浸冷水中 1 小時，然後與山藥共煮食用，用於脾虛泄瀉者，症見大便時溏時瀉，遷延反覆，完穀不化，飲食減少，食後脘悶不舒，稍進油膩食物則大便次數增多，面色萎黃，神疲倦怠，舌淡苔白，脈細弱等。

⑤首烏白米粥

　　生首烏 30 克，將生首烏煎取濃汁，去藥加入白米、適量水煮粥，調味食用，每日 2 次，用於便祕、失眠者。

4. 癌症患者咳嗽

①海參鴨羹

　　出自清代章穆編撰的《調疾飲食辯》。鴨脯肉 250 克、海參 50 克，黃酒、食鹽各適量。鴨肉和海參沖洗乾淨，切細，放入鍋內，加清水適量、黃酒、食鹽等調味品，小火燉煮至熟即可食用。鴨肉肉質細嫩，既養陰潤肺止咳，又易於消化，適合於體質虛弱者食用；配海參滋補潤燥，海參能提高人體免疫功能。本品可滋陰潤肺、止

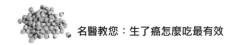

咳止血，用於肺癌咳嗽、咯血等症。

②花生冰糖湯

花生 100 克，冰糖適量。花生洗淨，放入鍋中，加清水、冰糖，煮約半小時即成。花生可潤肺止咳，冰糖滋陰潤肺，兩物相合共奏潤肺止咳之功。可用於燥邪傷肺的口、唇、鼻、咽的乾燥或乾咳少痰，痰黏難咯，苔薄少津的調養。

③川貝杏仁汁

川貝母 6 克、杏仁 3 克，冰糖少許。川貝母、杏仁（去皮）加水煮沸，加入冰糖、用小火煮熬 30 分鐘即可。川貝可補肺化痰，甜杏仁可補肺止咳。本品可潤肺寬胸，化痰止咳，用於癌症患者出現咳嗽、胸悶、痰鳴等症。

④雪羹湯

海蜇 50 克、荸薺 4 枚，食鹽適量，加工製成湯食用。本方可清熱化痰、潤腸通便，用於痰熱咳嗽、大便燥結等。

5. 癌症見胸腹水

癌症患者出現胸腹水的很多，常常很難控制。如果在應用中西藥物治療的同時，配合食療調整，會進一步提高療效，幫助有效控制胸腹水。

①鯉魚紅豆湯

臨床中，癌症患者，特別是肝癌或其他癌腫轉移，出現腹水、腫脹的較多見，在藥物治療的同時，配合利水消腫效果較好的鯉魚、紅豆和冬瓜等食物，可進一步提高療效。

鯉魚紅豆湯來源於唐代王燾的《外台祕要》，是消腫利水名方。鮮鯉魚 1 條（約 1000 克）加工處理乾淨備用，紅豆 150 克洗淨放入鍋中，加清水，旺火燒沸後改用小火煮至半熟時，加鯉魚煮至熟爛即成，不加調料淡食。

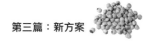

本方為利水消腫的常用方，方中鯉魚可利水消腫、下氣止咳、退黃；紅豆有利水除濕、消腫解毒和血的功效。兩者均可利水消腫，合用則更增強利水消腫作用。

本方適合於肝癌患者出現黃疸、腹水，及其他癌腫見腹水徵象者，有很好的利水作用，對於營養不良性水腫和肝硬化腹水也適宜。

②紅豆冬瓜鯉魚湯

在上方基礎上，加一味冬瓜，即成紅豆冬瓜鯉魚湯，也是利水消腫的有效方。鯉魚和冬瓜各 250 克、紅豆 50 克。鯉魚去鱗、鰓和內臟洗淨，加冬瓜、紅豆和適量水一起煮熟後，分次食用。

上方還可進一步演變，用紅豆 50 克，陳皮 6 克，洗淨後塞入鯉魚腹內，將鯉魚放入盛器內，將蔥、薑、胡椒粉、食鹽調好與雞湯一起放入盛器，上蒸籠蒸 90 分鐘。魚蒸熟後出籠，另加蔥和其他綠葉蔬菜，用沸湯略燙，投入湯中即成，也具有很好的利水消腫功效。

另外，對於肝癌有腹水者，還可用連皮冬瓜 500 克，洗淨煮水，代茶飲用；或者用鯽魚 250 克，去內臟洗淨，塞入淘洗淨的紅豆 100 克，煮熟，吃魚喝湯。

6. 癌症各種出血

①三七藕蛋羹

三七末 5 克，藕汁一小杯，雞蛋 1 個，食鹽、素油各適量，製成羹食用。三七可化瘀止血；藕汁能止血散瘀；雞蛋具有止血、養血的作用，用於癌症各種出血者。

②焦豆腐渣

對於有便血的患者，可用豆腐渣（過濾了豆漿後留下的渣滓）6～9 克，炒焦，研細，每日服 2～3 次，用紅糖湯送下。

③荸薺茅根汁

荸薺、鮮茅根各 60 克，水煎服，每日 2 次，適用於尿血、小便

不利，舌苔黃膩者。

7. 癌症出現黃疸者

①老黃瓜皮汁

黃疸患者，可用老黃瓜皮 30 克，水煎服，每日 3 次，連服 5 日。

②茄子生薑白米粥

茄子 50 克，白米 100 克，生薑 5 片，將茄子切塊後，與白米、生薑同煮成粥，每日 2 次，用於黃疸脅痛者。

③茵陳蒿乾薑紅糖湯

乾薑 3 片，紅糖適量，茵陳蒿 15 克，加水煎湯服，用於黃疸肢冷、腹瀉者。

8. 其他可參考的食療方

①縱膈腫瘤方

夏枯草 30～50 克，煎湯，每日飲湯代茶；或者常食淡菜也有益。

②唾液腺癌手術及電療

檸檬洗淨，切成小塊，用糖或蜜醃 1 週後食用。

③舌癌電療

銀花 30 克，煎湯代茶飲用。

④睪丸腫瘤

荔枝核 100 克，煎湯，以湯代水煮粥食用。

⑤黑色素瘤伴低熱、盜汗

海帶切成絲，用鴨湯煮，常食，用於黑色素瘤伴低熱、盜汗者。

關乎食療的點滴經驗

1. 有時不妨餓上一兩天

　　臨床經常看到很多患者及家屬，唯恐患者營養不夠，剛做完手術、或者電、化療期間，就一味的給患者吃鴿子湯和甲魚湯等。殊不知，像膽道、胰臟、肝臟等部位出現病變的患者補益多了，會誘發寒戰、高熱，再拚命亂補，胃腸負擔過重，對病情極為不利。

　　因此，根據經驗，何教授強調：對於這類患者，不妨讓患者餓一兩天，餓一兩天之後胃腸道壓力減輕了，也許相關症狀可以緩解。當然，這個時候如果體質差的話，可以透過輸液方法補充營養。總之，不要貪嘴。

2. 怎麼對付饑餓感

　　在臨床上經常看到，有的癌症患者接受手術、電療、化療後胃口不好，沒有食欲，平時飲食也控制得較嚴格，所以往往會出現有饑餓感的表現。

　　對於臨睡前胃中嘈雜饑餓者，可以用百合雞子黃湯。

　　百合雞子黃湯是張仲景《金匱要略》中的一張名方。用百合 7 枚，雞蛋黃 1 枚，白糖適量。百合脫瓣，清水浸泡一夜，待白沫出，去其水。放入鍋中加清水，大火燒沸後再改用小火煮約 30 分鐘，然後加入雞蛋黃攪勻，再沸，調以冰糖或白糖進食。

　　本品原用於百合病吐之後者。為治療百合病的代表方。所謂「百合病」，現代醫學沒有這個名詞，古代醫籍是這樣描述其症狀的：「神情不寧，沉默少言，欲臥不能臥，欲行不能行，欲食不能食。似寒無寒，似熱無熱。」這些症狀，其實在腫瘤患者中也是經常看到的。腫瘤患者往往情緒不好，時而抑鬱，時而煩躁，想吃東西，有饑餓感，又覺得沒有胃口，坐臥不安。本方中百合潤肺安神清心；雞蛋黃可滋陰清熱寧心，合而用之具有清心安神，滋陰潤肺的作用，所以非常適合於腫瘤患者食用。

　　另外，如果睡前有饑餓感，也可以吃點低熱量的食物，如 1 ～

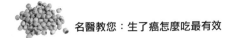

2片麵包，少量麥片、芋頭、水果，以及黃瓜和番茄等，以減緩不適症狀。但切記不要食用速食麵、糕點等高熱量的食物。

3. 老人別限制太多

老年人新陳代謝下降，對食物的消化吸收功能降低，胃口不如從前，飯量、食量會減少。老年癌症患者因為腫瘤的局部作用、味覺改變、體內乳酸指數升高、神經內分泌因素、心理因素等影響會出現食欲下降，甚至厭食；熱量代謝也發生改變，基礎代謝率約增加10％，脂肪分解加速、合成減少，部分患者會表現為消瘦。

另外，由於各種治療所引起生理及心理作用，也加重了患者營養問題。所以對老年腫瘤患者，不要過分限制，可根據患者胃口和食欲情況，適當增加些易消化、易吸收的營養物質，促進患者康復。

4. 膽道感染的飲食防範

膽囊腫瘤、肝癌和胰臟癌等腫瘤，很容易誘發膽道感染，出現右上腹劇烈絞痛，持續性伴陣發性加劇，並可向右肩背部放射，油膩飲食常為膽道感染誘發因素。

有一位治療非常成功的胰臟癌患者。他2001年時出現黃疸，來何教授門診治療。當時所有醫生判斷他已經不行了，因為他胰體凹凸不平無法手術，他自己本人也是一位中醫師，當時家裡壽衣都給他做好了。

他兒子是做汽車生意的，他兒子的女老闆是何教授診治過的肺癌患者，所以當時第一時間就建議他來找何教授，因為彼此都是從事中醫的，有共同語言，所以立刻開始中醫治療，他當時知道胰臟癌很危險，但因其雖稍微通曉中醫，畢竟只是自行修習，所以不知道危險到什麼程度，三、五年之間他非常認真地配合，

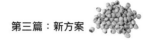

也恢復得非常好，還接受過電視台採訪，平時也能騎著摩托車辦點事，幾乎已經完全正常了。有一天他的女兒勿勿忙忙來找何教授，說：「我爸最近越來越消瘦了，又有點黃疸出現了」，何教授讓他趕緊來看診。後來一詢問，他由於康復後鬆懈了，又開始吃肥肉，自然就又出現問題。他自己也意識到了這種狀況，何教授也把他教訓了一頓，建議他千萬要謹慎。而他也吸取教訓，好好調整以後，這一個小狀況也終於解除了。

所以說，胃部、肝和胰臟生癌的患者，平時一定要嚴格控制油膩高脂肪食物，不能因為貪嘴出問題！

5. 下部腫瘤遠離「椒」類

人體下部的腫瘤，如膀胱癌、前列腺癌、陰莖癌、陰道癌等，有個必須要強調的原則：就是辣椒、花椒、肉桂和茴香等刺激性的食品或調味品千萬要少吃，比如火鍋就要少吃，火鍋裡辣椒、茴香等調味品很多，不適合，特別要注意！

一方面，過量食用這些食物有可能促進癌細胞的增生，從而加速癌症的惡化。另一方面，中醫學認為它們屬於辛熱之品，容易導致濕熱下注（症見小便短赤、身重疲乏、舌苔黃膩、胃納不佳等）！臨床上，如此很容易誘發感染或其他病變，以至於原來的病情加重。

筆者曾有一位前列腺癌患者，70多歲。沒有手術，一直在何教授的門診用中藥調理，效果不錯。這個朋友做菜喜歡用花椒，康復得不錯後，他對吃也就比較隨意，不像治療期間控制得比較嚴格，況且這麼多年吃辣的習慣一下子也改不了，家屬也不在意。所以就經常讓他做菜多放點花椒之類的，火鍋和辣椒也吃得多起來，這樣沒過多久，患者就又明顯感到小便淋漓不盡，尿急、尿痛、排尿困難。臨床上這種病症非常常見，所以不可不慎！

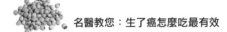

6. 過食寒物易傷胃

飲食是人體攝取營養、維持生命活動不可缺少的物質，五味調和才能使人體獲得所需要的各種營養。若飲食過寒過熱，或五味有所偏嗜，則可導致機體陰陽失調，或致使某些營養物質缺乏而損傷正氣。因此，在平時的飲食中，要注意飲食的寒溫適度，即飲食無太熱亦無過涼，才能為脾胃運化水穀提供必要的條件。

多食生冷寒涼之物，易傷脾胃陽氣，導致寒濕內生。

何教授有一個胃癌患者，一直康復得很好，但有一天來時情況不好，舌苔白白膩膩的，何教授問他怎麼回事，他說，我出差的路上，餓得厲害，有人給我一個冰冷的便當，吃完我就覺得胃不舒服，從那以後胃就開始疼。

柳公權說過：「不以胃去暖寒物。」癌症患者在治療期間，經過手術、電療和化療等各種折磨之後，脾胃功能很弱，易表現為一派虛寒之象，胃部怕冷。所以對於癌症患者，特別是消化道腫瘤的患者，太燙的不能吃，太冰涼的不能，冷飯也最好少吃。注意胃部保暖，是護胃的重要原則之一。

7. 多吃魚遠離癌症

家禽類、魚類，肉質偏色淡，熱量不很高，營養價值卻很豐富，也稱為白肉；中醫認為其是中性或寒性。國際營養學界的一致看法是：白肉中，家禽又不如魚類。因此，多吃魚類是健康的明智選擇。

魚類含油脂量低、蛋白質豐富，且消化率高達 98％，是健康的食品，魚的長鏈 ω-3 多不飽和脂肪酸對癌症具有預防作用。

《新版指南》也指出：

有一些證據顯示：魚類及富含維生素 D 的食物能夠預防結

直腸癌。

畜肉類脂肪以飽和脂肪酸為主，主要成分是三酸甘油酯，少量卵磷脂和膽固醇。相對於畜肉來說，魚類飽和脂肪酸含量較少，不飽和脂肪酸含量多於畜肉類。筆者在上海地區做的研究結果也顯示，畜肉類對癌症的危險性較大，而魚類卻有一定的保護作用。

因此，欲遠離癌症，適量多吃魚，這也是一大營養學原則。每天食用魚 50 ～ 100 克，每週食用 2 ～ 4 次為宜。

①黃魚

有大黃魚或小黃魚之分，又稱為黃花魚、石首魚等。性味甘、平，有補虛益精，養胃暖中的作用。清代醫學家王孟英認為其「性兼通補」，說明其具有補和瀉的雙重作用。

現代研究認為，黃魚含有豐富的蛋白質、微量元素和維生素，對人體有很好的補益作用，食用黃魚會收到很好的食療效果。黃魚含有豐富的微量元素硒，能清除人體代謝產生的自由基，對防治各種癌症有積極的功效。

小黃魚價格便宜，是一般民眾常食用的魚類，紅燒或者做成小黃魚羹皆可食用，對於癌腫手術、化療期間胃口不佳者，非常適宜。

小黃魚 1 條，去鱗及內臟，與白米煮粥常食，可補氣健脾，用於癌症患者體虛食少者。

小黃魚 1 條，去鱗及內臟，生薑 5 片，蔥 5 根，共燉熟食用，連食數日。可開胃調中，用於癌症患者食欲不振、神疲乏力者。

②鯧魚

多為銀鯧，性味甘，平，中醫認為其具有益氣養血、健胃充精之功效。

現代醫學認為，鯧魚含有豐富的蛋白質、不飽和脂肪酸、維生素和各種礦物質，營養價值豐富。其所含的不飽和脂肪酸，有降低膽固醇的功效，適用於高血脂、高膽固醇的人群。鯧魚含有豐富的

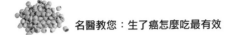

微量元素硒和鎂，可預防癌症的發生。

對於癌症患者消化不良者，可用鯧魚 250 克、扁豆 30 克，加蔥、薑煮湯，加鹽、味精調味，吃魚喝湯，可健脾補胃。

鯧魚 500 克，黨參、當歸、熟地各 15 克，山藥 30 克，先煎藥，濾渣取藥汁，再放魚煮湯，吃魚喝湯。可健脾養血補精，適用於癌症患者血虛出現頭暈眼花、失眠、神疲乏力者。

鯧魚 250 克，白芍、白朮各 12 克，煮湯，食肉喝湯。可健脾補胃養血，適用於癌症患者消化不良、脾虛泄瀉和貧血者。

③帶魚

又叫刀魚、牙帶魚，中醫認為具有補脾益氣，益血補虛的作用。

帶魚含蛋白質、脂肪、多種不飽和脂肪酸、豐富的維生素、鈣、磷、鐵、碘等成分。魚鱗中含 20% ～ 25% 的油脂、蛋白質和礦物質。

帶魚含有豐富的鎂元素，對心血管系統有很好的保護作用，有利於預防高血壓、心肌梗塞等心血管疾病。帶魚全身的鱗和銀白色油脂層中還含有一種抗癌成分 6 硫代鳥嘌呤，對輔助治療白血病、胃癌、淋巴腫瘤等有益。

本品清蒸、紅燒、糖醋皆是美味。經常食用帶魚，具有補益五臟的功效，對於腫瘤患者臟腑功能虛弱，脾胃消化功能弱，氣血不足者更為適宜。如用帶魚 500 克，去鱗及內臟，切塊，先煮豆豉 6 克，放入生薑 3 片、陳皮 3 克、胡椒 1.5 克，沸後下魚，煮熟食用。可暖胃和中，適用於癌症患者脾胃虛寒、飲食減少者。

④烏賊

又稱墨斗魚或墨魚，味鹹、性平，具有養血通經、補脾、益腎滋陰、調經止帶之功效。

烏賊既具有較高的營養價值，而且藥用價值也高。烏賊含有碳水化合物、維生素和鈣、磷、鐵等人體所必需的物質，是一種高蛋白低脂肪的滋補食品。烏賊的墨汁含有一種黏多糖，有一定的抑癌

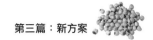

作用。

烏賊骨為烏賊的內殼，中醫用作止血藥。對於胃潰瘍、胃酸過多、癌腫出現消化道出血、吐血和便血，都有很好的止血、止酸作用。烏賊骨對於癌症患者出現的腹痛，也是止痛良藥。

對於腫瘤患者來說，用烏賊紅燒、燉、燴、涼拌、做湯，都是美味食品。如取烏賊魚250克洗淨，加連皮冬瓜500克，紅豆100克，加蔥和水適量，燉熟爛服食3～5天，本品可健脾利水，用於水腫和癌症患者腹水者。

8. 主食不能「敬而遠之」

癌症患者患病後，往往青睞於選擇動物性食物，如雞、鴨、魚等，覺得這些食物蛋白質含量高，有營養，卻往往對主食「敬而遠之」。很多人認為：主食就是提供熱量，沒什麼營養，飯吃多了會發胖，其實這也是一種認知上的盲點。

中華民族素有「世間萬物米稱珍」之祖訓，「得穀者昌，失穀者亡」，我國的先賢從生活經驗中已經深刻認識到主食對健康的強大作用，是人體賴以生存的物質基礎。

中國的方塊字是智慧的符號，自古以來，論及人體健康狀態時，常用精、氣、神充足加以描述。精、氣是生命的支柱，氣的繁體字「氣」字裡有米，「精」的一半也是「米」，這兩個字中都包含有「米」，說明穀類主食對於人體生命和健康的積極意義。

但根據諸多調查的研究結果來看，現代人的主食攝取量比以前明顯減少，穀類食物攝取偏低，而動物性食品（如豬肉、牛肉、羊肉、禽肉和蛋類等）和油脂類的攝取在明顯增加。殊不知，穀薯類及雜豆類在人們一天飲食中所佔的比例是最大的，人們每天需要250～400克。穀類和薯類含有豐富的澱粉、一定量的蛋白質、維生素和礦物質，是人們獲得熱量的最主要、最經濟的來源。

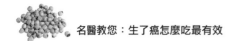

所以，癌症患者對主食不能「敬而遠之」。

9. 改掉食不厭精的壞習慣

隨著時代的變化，食品加工行業的發展，新型食品越來越多，層出不窮，讓人們可以盡情享受各種精美食物。對穀類而言，人們也越來越青睞那些精美的食品。因為精加工的食物口感好，外形也好看，因此很受人們偏愛。市場上也可以看到，生產和出售各種精美蛋糕和麵包的商店越來越多。

日本大學有學者研究發現：平時好吃高糖類食物（即精製甜品）的人，患腫瘤的機會比普通人高 4 ～ 5 倍。一項歐洲研究發現，血糖指數較高的婦女罹患癌症的風險也比較高。無論是空腹血糖還是餐後血糖，都有這種關係。而且，即便身體並不胖，血糖高也會帶來更大的癌症風險。這些引起高血糖反應的食物，主要就是精白米麵製成的食物和甜品。

大量的科學研究證明：多吃粗糧、雜糧和粗纖維類食物，能夠減少心臟病、糖尿病等慢性病的發生，而且還有多項研究證明，這種膳食能顯著地減輕體重。各種天然狀態的植物性食物幾乎都有利於腫瘤的預防。全穀類食物（即粗糧、糙米、全麥等）雖然食物口感不如精緻食品好，不易消化，但其營養價值高，除了含有豐富的澱粉外，它們亦是維生素 B 群的主要來源，也含鉀、鎂、鈣、磷等礦物質和脂肪、蛋白質、膳食纖維等營養素。許多研究證明，這些食品在膳食中的比例越大，則患癌症的風險就越低。

因此，為了長期維持人體健康，人們應該改掉食不厭精的壞習慣，多吃粗加工的穀類，控制精製糖的攝取。根據中國人的膳食結構和體質狀況，中國營養學會推薦每天來自碳水化合物的熱量佔總熱量的 55％ ～ 65％ 為宜，而其中精製糖所提供的熱量佔總熱量 10％以下較合適。

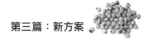

粗糧雖好，但在吃「粗」時，要注意以下幾點：

(1) **最好安排在晚餐食用**：正常人吃的頻率以兩天一次為宜，「三高」（高血糖、高血脂、高血壓）人群可 1 天 2 次。

(2) **粗細搭配可互補**：粗糧因加工程序較少，往往不易消化。可以採用粗細糧混搭的食用方式，如飲食搭配以 6 份粗糧、4 份細糧，就很適宜。現在市場上常出現的各種雜糧粥和雜糧米（五穀米），往往含有白米、雜糧和各種豆類，是很好的食物搭配法，可以適當選用。另外，從營養學上講，粗細糧混合食用，還能產生營養互補的作用，提高其生物利用率。如將玉米、小米、大豆按 1：1：2 的比例混合食用，再搭配肉、蛋，則整體混合食物的營養價值會提高。

(3) **粗糧宜做粥飯**：不論哪種粗糧，都是以蒸、煮等少油、少鹽的烹飪方法為佳。比如，小米、燕麥、薏仁等，都適合煮粥喝，營養又養胃。

一句話，越是粗糙難入口，越是對健康有幫助。對食物來說，愈回歸自然原始的狀態愈好，從最天然的食品裡，獲得各種營養是最完整、最均衡和最健康的。

10. 植物性食物是抗癌良藥

目前癌症的高發生率，其實病因與不健康的、甚至是有害的膳食和生活方式有關。換言之，即西方的、動物性為主的膳食具有促發疾病的因子。相反，天然的以植物性食物（穀類、蔬菜、水果、豆類和堅果類等）為主的膳食則具有促進健康的因子。

有人曾比較研究美國兩個民間團體的成員，他們的生活非常有節制，不吸菸，不喝酒，動物性食物攝取很少，膳食以植物性食物為主，結果表示這兩個人群中肺癌、結腸癌、直腸癌（男性）以及乳癌（女性）的死亡率均顯著低於當地同一性別的其他居民。這表示：即使生活在同一地區、同樣的生活條件下，膳食、營養和其他

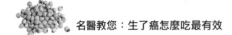

生活方式因素對於癌症的發生有著舉足輕重的影響，合理的膳食和平衡營養，特別是多吃植物性食物，少吃動物性食物，可以阻礙促癌過程的進展，減少癌症的死亡率。

好菜勝過好藥。植物性食物，如全穀類、蔬菜、水果和豆類等，含有豐富的抗氧化物質，正是防治癌症的良藥。其抗腫瘤作用主要透過三方面發揮作用：一是可阻斷致癌物質的前體；二是可阻礙激發致癌物質；三是可阻斷損傷的細胞癌變。

在我們對植物性食物給予肯定時，人們往往會有這樣的疑問：「植物性食物主要是提供維生素、礦物質和膳食纖維吧？含有蛋白質嗎？能滿足我們對蛋白質的需要嗎？」即使有些人知道植物性食物中也含有蛋白質，但是多數會認為那是一種「低品質」的蛋白。其實不盡然。植物性食物，如穀類、豆類、堅果和菌菇類都含有豐富的蛋白質，我們每天從穀類中獲得的蛋白質大約佔一天所需蛋白質的 1／3，而且豆類、堅果和菌菇類的蛋白質也屬於優質蛋白質。

11. 植物油不是多多益善

現在很多居民，包括癌症患者對食用油存在著認知「盲點」：認為吃葷油不好，多吃點素油沒關係。在過去經濟困難的時候，我們沒有過多選擇，有豬油吃就很好了。現在情況不同了，人們都很注重保健，也有條件去採取各種保健措施。很多居民都有些健康意識，認為豬油、牛油等動物油脂不好，植物油好像多吃無妨。其實這也是認知上的一種盲點。

植物油含多不飽和脂肪酸較多，特別是亞油酸含量較高。多不飽和脂肪酸容易發生氧化，導致人體產生大量的過氧化物，俗稱自由基。自由基就好像一個個小炸彈一樣，存在於我們的身體中。碰到血管就會在血管壁上形成凹槽；碰到臟器就會形成一個個小空洞，對內臟器官造成損傷；在我們體表，就會見到一個個老年斑，促使

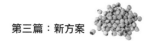

人體不斷衰老，健康受到影響，甚至會導致癌症的發生。

為此，在選擇植物油時，我們要注意植物油的適當搭配。每種食用油所含的各種脂肪酸比例都不相同，因此需要精心地適當選擇多種食用油（如花生油、玉米胚芽油、大豆油、芝麻油和核桃油等）搭配食用，才能提供人體所需的均衡營養，並且保持攝入油脂的熱量佔總熱量的30％以下，且偏低為好。另外，我們在平時用油時，可適當搭配一些優質食用油，如橄欖油和山茶籽油等。橄欖油和山茶籽油含有豐富的油酸，對預防心血管疾病，降低血液中的低密度脂蛋白，升高高密度脂蛋白，有積極的作用。

堅果類是脂肪和蛋白質的寶庫，其所含的脂肪中含有人體所需的必需脂肪酸，容易消化吸收，營養價值又高。故在選用食用植物油的同時，適當搭配食用堅果類食物，如松子、腰果、核桃、花生、開心果、芝麻、瓜子等，對健康更有利。

12. 更新鮮，更健康，更有益

中國菜的烹調加工技術在世界久享盛譽而不衰，但當我們在追求色香味之際，我們是否要冷靜的思考一下，各種烹調加工方法是否都對健康有益？

《新版指南》指出：

鹹魚很可能是導致鼻咽癌的原因之一。鹹的和鹽醃的食物也很可能會導致胃癌的發生。

韓國的一項病例對照研究也發現：新鮮蔬菜、水果是胃癌的保護因素，但攝入含硝酸鹽較多的蔬菜會增加罹患胃癌的危險。

醃製類食品，如香腸和鹹魚、臘肉等食物，在加工過程加入很多鹽，鹽中含有亞硝酸鹽、硝酸鹽等雜質；蔬菜的保存和處理過程中，也會有大量的亞硝酸鹽產生，特別是在蔬菜的醃製過程中，亞

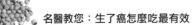

硝酸鹽的含量明顯增高，不新鮮的蔬菜亞硝酸鹽含量亦可明顯增加。在醃製過程中，醃製食品也易被細菌污染，產生少量的亞硝酸鹽，亞硝酸鹽可在體內轉變成亞硝胺和亞硝醯胺等致癌物質。如鹹魚產生的二甲基亞硝酸鹽，在體內可以轉化為致癌物質二甲基亞硝酸胺。鹹蛋、鹹菜、臘腸、火腿同樣含有致癌物質。

另外，在購買的醃製品中，商家也經常會在食品中額外添加亞硝酸鹽，它作為一種防腐劑和發色劑，自 20 世紀 20 年代就開始廣泛地添加在臘肉、醃肉和罐裝肉類製品中。它的作用是殺菌，並給肉製品帶來一種健康討喜的粉色，還能保持肉類的鮮味，增加肉類的風味。但亞硝酸鹽能在我們機體內發生反應，形成亞硝胺，可引起癌症。

所以，在日常生活中，要盡量多進食新鮮的蔬菜和水果，少食或不食醃製類食品，才能在一定程度上減少癌症的發生。

因人制宜話食療

癌症患者在治療和康復期間，飲食調養也需因人、因地、因時制宜，根據患者的性別、年齡、營養狀況、體質差異、季節和地域特點等，區別對待，方能取得良好效果。

1. 老年患者：以易吸收為準

對於老年人群的生理特點和飲食，古代醫家給予了人們很多指導性的經典論述。

古代神醫孫思邈認為，人到 40 歲以上，就進入了衰老期，隨著年齡增長，抵禦疾病侵襲的能力逐漸下降，「四十已上，即頓覺氣力一時減退，衰退即至，眾病蜂起」（《千金翼方•養性》）。40 歲後，人就會覺得精神氣力減退，衰退到一定程度時，各種疾病也就找上門來了。因此，孫思邈提出要因人制宜，不同的人或同一個人

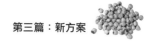

在不同時期，因體質、氣血盛衰有所變化，因而嗜欲也不盡相同。

人們離不開飲食所化生的精氣，成年人如此，兒童、嬰幼兒如此，老年人更是如此。合理的飲食，是維持老年人健康的需要。「以食治疾，勝於用藥」，此是養生，特別是老人養生之大法也。古代先賢主張用食物來調理疾病比用藥物來治療疾病更好。當然，治病有時還必須依賴藥物，但始終應以飲食調護為根本。

老年人在飲食衛生方面，尤其需要注意的是：一不能「飲食自倍（過量）」，年紀大的人，不可一次吃得過飽，而是要一日多餐，但每次食用量不要貪多。這樣可使食物容易被脾胃消化，氣血生化正常。如果每次吃得過飽，會損傷人體。二是「食飲者，熱無灼灼，寒無滄滄」，食物別過熱或過寒。食物過寒、過熱，也不適合老年人。過熱的食物會燙傷消化道黏膜，長期食用過熱食物，可致消化道黏膜惡性病變；過於冷的食物，能使消化道黏膜、血管痙攣，從而導致胃痛、泄瀉等病證的發生。

所以，對於老年患者，我們強調一個原則：順其自然，以容易吸收為主。當然，這裡強調的是一般的老年患者，而對於那些脾氣很強的男性患者，也應盡量勸其飲食要以易於腸胃消化吸收的食物為主。

在日常生活的飲食中，要注意飲食物的平衡攝取，以清淡、新鮮、溫軟為務。堅持「少而多餐」，廢除「多而飽食」的飲食習慣，少吃多餐，不要多吃少餐。老人牙齒不佳者，還應注意食物要煮爛，宜食軟食、易消化食品。

相對男性而言，通常老年女性本身油膩東西吃得偏少。老年女性患者，年紀一大，胃口不好。對於這些患者，就不要太過於限制和過多飲食禁忌了，以免出現營養供給不足。建議她們吃得慢一點，少量多餐，多吃些易吸收有營養的食物。偶爾吃點豆腐乳、鹹菜等增加胃口的食物，也不宜反對，只是要注意控制這些食物的量即可。

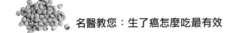

2. 女性患者：避免濫用美容品

如今女性乳癌、子宮頸癌、子宮內膜癌和卵巢癌的發病率一直在上升，很大一部分原因就是與女性盲目服用一些雌激素含量較高的食物和補品有關。

當下都市女性，對外表尤為重視，擔心自己「青春早逝」，美容美體成為如今很多都市女性追求的時尚。很多女性一方面拚命減肥，另一方面又在大量服用滋補美容的補品，如燕窩、雪蛤、蜂膠、蜂王漿和胎盤素等，還有各種美容養顏的口服液。而這些美容滋補品中或多或少都含有一定量的雌激素，雌激素是一把「雙面刃」，的確能延長女性的「青春期」，但長期額外補充大量的雌激素，會不斷增加對乳腺上皮細胞的刺激，改變體內內分泌環境，帶來乳腺導管上皮細胞增生，甚至癌變。

所以，對於各種女性滋補美容品，盡量不要吃，更不能盲目服用雌激素類的藥物。如果一定要吃，要弄清楚其中的成分，要在專業醫生指導之下使用雌激素類藥物，自己想當然地亂吃，當心後悔莫及。服用雌激素的女性還應定期去醫院檢查乳癌和婦科疾病，以防意外。

3. 上班族患者：限制動物性食品

張仲景在《金匱要略》中指出：「凡飲食滋味，以養於生；食之有妨，反能為害。」飲食調理得宜，就利於養生；反之如果飲食不當，則會成為導致疾病的有害因素。《黃帝內經》中就有「膏梁厚味，足生大疔」之說，古人早就強調：肥甘厚味食物攝入過多，易生疔瘡腫瘍等多種疾患。

現代營養學也發現，某些營養物質攝入過多，會影響人體健康。動物性蛋白、脂肪（「膏梁厚味」）攝入過多，容易引起高血壓病、

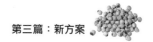

高脂血症、冠心病等；若長期偏食高熱量的肉食、甜品等，也易罹患冠心病、糖尿病等。這在都市居民中尤為明顯。

當今都市上班族，往往因應酬過多，高脂肪、高蛋白食物攝取過量，此種營養過剩導致的肥胖病、糖尿病、脂肪肝和癌症等慢性病，已經成為上班族中的流行病，而且發病呈現低齡化的趨勢。干擾了今日大多數都市人群健康生活的，諸如高血脂、高血糖、高血壓以及形形色色的亞健康狀態等，也都可以尋繹出飲食營養失衡在其間所起的慢性惡化作用。如果都市上班族再盲目追求動物性食物，盲目過補，則會加重目前的不良狀況。因此，飲食營養失衡因素必須引起當下都市上班族充分的關注和重視。

筆者曾接受某報記者採訪，記者疑惑的問了一個問題：現在上班族中流傳吃甲魚防乳癌，可以嗎？筆者回答：「吃甲魚不僅不能預防乳癌，還能誘發此病。」臨床的確如此，我們發現它們之間存在著某種聯繫！

英國學者 Doll 和 Peto 在《癌症的原因》中明確提出：「在因癌症而死亡的美國人中，約有 35％與膳食（不合理）有關。」近 20 年來，幾乎所有的權威研究都認為脂肪是癌症的主要膳食危險因素，它與乳癌、結腸癌等關係密切。

因此，防癌膳食中「控制膳食脂肪攝入在總熱量的 30％以下」是首選。蔬菜和水果越來越被證明是多種癌症的保護因素，包括消化道癌（口腔、食道、胃、結腸／直腸）、呼吸系統癌（咽、喉、肺）以及與內分泌有關的癌（乳癌、胰臟癌）。研究進一步表示，蔬菜和水果的攝入量越高，則發生癌症的危險度越小，這其中存在著明顯的量效關係。

因此，對常人來講，特別是上班族患者，強調適當偏素，但不主張偏食，更不提倡過量與廢食，須適度控制食物的攝入總量（新鮮水果、蔬菜除外）。對一味追求山珍海味、雞鴨魚肉、美酒佳餚、

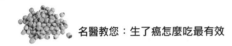

大吃大喝；或過分茹素清淡，乃至為追求體型苗條而厭食，長期節食，或只是食素，甚或辟穀絕食等作法，都是應該反對的。

4. 農村患者：因人因地制宜

經濟的發展，帶來了農村的鉅變。相比較而言，雖然鄉村、邊遠地區的生活條件和飲食營養狀況比幾十年前有很大改觀，但與都市人群相比，鄉村整體生活水準較都市還是要低一些。

從營養學角度，習慣上把癌症分為「貧癌」和「富癌」。因生活水準低下、營養不良等因素而導致的「貧癌」，如陰道癌、食道癌和子宮頸癌等，往往在鄉村、貧困地區較多見；而與營養過剩、富營養化有關的所謂「富癌」，如乳癌、肺癌、結直腸癌等，往往多見於都市地區。

所以，對於鄉村癌症患者，要因人而異，因病而異，根據患者的營養狀況，採取合理的營養措施。如果患者是「窮癌」，如陰道癌或食道癌，就要根據患者的情況，適當增加營養，而不必一味控制飲食，防止患者出現過度營養不良，加重病情；但鄉村中的腸癌、乳癌等，往往與營養過剩有關，所以要根據患者狀態，適當控制飲食和營養，注意病從口入。

5. 患兒：供給足夠及均衡營養

現在腫瘤不僅發病率高，而且有低齡化的趨勢，兒童腫瘤也出現高發的趨勢。兒童腫瘤的發病率大約是 104 ／ 100 萬，其中白血病佔 40%。另外如髓母細胞瘤和膠質細胞瘤、惡性淋巴瘤和骨肉瘤的發病率都很高。

就目前來講，影響兒童期腫瘤發病率主要的因素，包括環境的污染、生活方式的影響、遺傳和基因的變化，特別是環境污染、兒童營養過剩引起的肥胖、缺少運動等因素對腫瘤影響很大。

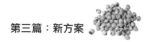

對於處於生長發育期的腫瘤患兒，因為生長發育對營養素的需要很大，所以要注意供給足夠及均衡營養，注意補充蛋白質、鈣、鐵、鋅和各種維生素和礦物質，增加攝取瘦肉、魚類、蛋和豆製品，適當增加牛奶的攝取，使有足夠鈣的吸收，促進生長發育。

但在攝取營養的同時，要注意控制速食類食物（如漢堡、肯德基和麥當勞等）、各種飲料、甜品和牛羊肉、燒烤類食物。油炸、速食類和燒烤類食品，往往脂肪含量過多，會導致營養不均衡。長此以往，會對身體健康造成不利影響。臨床發現，鼻咽癌患者在年輕人當中較多，與嗜食垃圾食物有關。

所以，對於腫瘤患兒，要根據年齡和營養狀況，在供給營養的同時，對食物要注意適當選擇。

6. 體弱患者：清補為主

癌症患者患病後，由於接受手術、電療、化療治療、心理因素和癌腫消耗等因素的影響，有些患者往往表現為體弱、體虛的表現，胃口欠佳，脾胃消化吸收功能較弱。如營養不良者、體質偏瘦弱而消化功能欠佳者，可適度多食些易於消化的高熱量或動物性蛋白類食物，以增進營養，強壯體質。

但也有些患者急於儘快恢復，明知吃不下，而且消化吸收不了，硬是各種營養補品一味的「填鴨式」的強食，結果是，不但無法發揮補益作用，患者卻表現出腹脹、腹痛等消化不良的症狀，增加胃腸道負擔，適得其反！

所以對於這類患者，既不能一味控制飲食，也不能盲目縱食。何裕民教授提出的飲食原則是以「清補」為主。「清補」有兩方面涵義：一方面是說飲食要慢慢補，不宜急於一口吃成個胖子，補得過多，造成營養過剩也有可能導致復發或者轉移，所以強調要細火慢熬，慢慢調補。另一方面就是說不要過於進食高脂肪、高蛋白質、

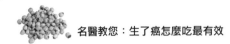

高熱量的食物，注意平衡膳食、葷素搭配。比如一天一兩（50克）肉，一個雞蛋，二到三兩（100～150克）魚，碳水化合物根據每個人的情況攝入，蔬菜和水果建議越多越好，這就是清補。

這種清補基本上能滿足一個人的生理需求，而且很容易吸收，不至於因為補得太過而導致惡性結果的出現。

7. 辨證、辨體施食

辨證論治是中醫學的一條基本原則，這一原則不僅貫徹於中醫臨床用藥的過程之中，而且也體現在飲食療法中。

我們經常看到這樣的現象：一到入冬，很多人就開始吃補藥，或者到醫院開補方進補，而且補方中一味的追求名貴的中藥材，選人參，覺得是越貴越好。覺得所謂進補，就是要用補藥。在癌症臨床中，這一現象則尤為突出。患者患病後，往往急於求補，其實對病情無益。筆者曾經遇到一位男性直腸癌患者，體質屬於壯實，看到筆者之後，他急切地問：別人送給他冬蟲夏草，能不能吃？這可是好東西啊，非常補的！一看患者舌苔厚膩，而且患者告訴筆者，最近還咳嗽，痰有些黃。很明顯，患者目前屬於實證表現，再吃補品只會火上澆油，反而不利。

如今我們餐桌上的食物越來越豐盛，我們已經從以前的「吃飽求生存」，到現在的「吃好求健康」的狀態。今天都市裡人的體質特點和以前大不相同，不都是虛。疾病的易罹患傾向也有所改變─代謝綜合症、心腦血管疾病、癌症、糖尿病等成為疾病之主體，而不是過去的傳染性疾病等。所以，今天的調補也要注重針對性原則、貫徹與時俱進、辨證、辨體施食的原則和精神。

所謂「辨證」，就是將四診所收集的資料、症狀和體徵，透過分析、綜合，辨清疾病的原因、性質、部位以及邪正之間的關係，

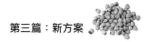

概括判斷為某種性質的「證」。「施食」，則是根據辨證的結果，確定相應的食療方案方法。同樣，辨證是決定食療方案的前提和依據，施食則是實施該食療方案以治療疾病的手段方法之一。「辨證施食」是飲食治療的基本原則。

「體」，亦即體質，是指機體在生命發展過程中的某一階段的生理特性概括。人群中的個體，在其生長壯老已的過程中，由於受天時地理人事等自然因素和社會環境的制約，以及個體自身的遺傳和年齡性別等內在因素的影響，形成了個體在機體結構、功能和代謝等各方面的特殊性。所以，不同的人體質類型可能不同，同一個人在不同的時期也可以表現為不同的體質特點。這種特殊性包含了機體的正氣之盛衰，臟腑功能之偏頗，身心功能是否協調穩定等，從而體現出個體抗邪能力之強弱。

所謂「辨體」，就是將四診（望、聞、問、切）所收集的人的一般身體資訊資料，借助中醫理論進行分析，從而概括、判斷為某種性質的體質類型。「施食」，則是根據辨「體」的結果，確定相應的食養方法。辨體是決定具體食養方案的前提和依據，施食則是實施該飲食養生方案的具體手段和方法。

辨體、辨證施食是中醫營養學的重要特點之一，中醫學認為由於人體陰陽氣血的盛衰，體質可有陰陽氣血的偏盛偏衰，因而有不同的體質。對於不良體質，透過辨證施食，能調節機體的臟腑功能，促進內環境恢復協調，趨於平衡穩定。

下面是我們對常見的八種體質給予的飲食建議，可供參考：

①氣虛體質

表現：平素語音低弱，氣短懶言，容易疲乏，精神不振，易出汗，舌淡紅，舌邊有齒痕，脈弱。

特點：元氣不足。

宜食食品：具有補氣功效的食品，如白米、小米、山藥、番薯、

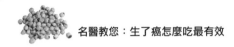

馬鈴薯、胡蘿蔔、香菇、雞肉、鵝肉、鵪鶉、青魚、鱧魚、黃魚等。

②**血虛體質**

表現：面色蒼白萎黃、唇色爪甲淡白無華、頭暈目眩、肢體麻木、筋脈拘攣、心悸、失眠多夢、皮膚乾燥、頭髮枯焦，以及大便燥結，小便不利等。

特點：血氣虧虛。

宜食食品：具有補血作用的食品，如紅棗、黑木耳、黑豆、瘦肉、豬肝等。

③**陽虛體質**

表現：平素畏冷，手足不溫，喜熱飲食，精神不振，舌淡胖嫩，脈沉遲。

特點：陽氣不足。

宜食食品：具有溫陽作用的食品，如糯米、大蒜、羊肉、豬肉、雞肉、帶魚、蝦、核桃、栗子等，但羊肉等紅肉總體上不宜多吃。

④**陰虛體質**

表現：手足心熱，口燥咽乾，喜冷飲，大便乾燥，舌紅少津，脈細數。

特點：陰液虧少。

宜食食品：性味寒涼、具有補陰作用的食物，如芝麻、烏賊、龜、海參、鮑魚、牡蠣、蛤蜊、鴨肉、豬皮、豆腐、豆奶、甘蔗等。

⑤**痰濕體質**

表現：面部皮膚油脂較多，多汗且黏，胸悶，痰多，口黏膩或甜，喜食肥甘甜黏，苔膩，脈滑。

特點：體內痰濕凝聚。

宜食食品：具有祛除痰濕作用的食物，如紅豆、蠶豆、扁豆、白蘿蔔、荸薺、紫菜、海蜇、枇杷、銀杏、薏仁等。

⑥**濕熱體質**

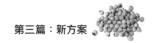

表現：面垢油光，易生痤瘡，口苦口乾，身重困倦，大便黏滯不暢或燥結，小便短黃，男性易陰囊潮濕，女性易帶下增多，舌質偏紅，苔黃膩，脈滑數。

特點：濕熱內蘊。

宜食食品：具有清利濕熱作用的食物，如薏仁、茯苓、蓮子、紅豆、蠶豆、綠豆、苦瓜、鯽魚、芹菜、蓮藕、空心菜等。

⑦血瘀體質

表現：膚色晦黯，色素沉著，容易出現瘀斑，口唇黯淡，舌黯或有瘀點，舌下絡脈紫黯或增粗，脈澀。

特點：血行不暢。

宜食食品：具有活血祛瘀作用的食物，如山楂、桃仁、油菜、慈姑、黑大豆、黃豆、茄子、香菇等，可酌情少量飲用葡萄酒、黃酒，以增加血液循環。

⑧氣鬱體質

表現：神情抑鬱，情感脆弱，煩悶不樂，舌淡紅，苔薄白，脈弦。

特點：氣機鬱滯。

宜食食品：具有行氣、降氣、調暢氣機作用的食物，如高粱、蘑菇、柑橘、蕎麥、白蘿蔔、洋蔥、絲瓜、刀豆等。

總之，要根據個體不同的體質、職業、年齡，以及以往的飲食習慣與病情等，辨體和辨證飲食，相宜用膳，才能做到飲食內容的科學、適當。

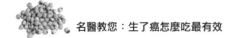

依據時令、地域調飲食

1. 因時制宜

因時制宜，指根據季節等時間的特點及其與內在臟腑、氣血陰陽的密切關係來選用適宜的食物。對於癌症患者來說，因時制宜而選擇合適的食物，也是要遵守的一項飲食原則。

四季氣候交替，人類必須順應自然規律而不可悖。《黃帝內經》主張養生應順四時而養，如《靈樞•四時氣》指出「四時之氣，各有所在」，《靈樞•順氣一日分為四時》曰「春生、夏長、秋收、冬藏，是氣之常也，人亦應之」，《靈樞•本神》云：「故智者之養生也，必順四時而適寒暑，和喜怒而安居處，節陰陽而調剛柔。如是則僻邪不至，長生久視」。

《周禮•天官》提倡在不同的季節、不同的氣候，宜服食不同性味的食物，提出「春發散宜食酸以收斂，夏解緩宜食苦以堅硬，秋收斂吃辛以發散，冬堅實吃鹹以和軟」，簡單來講，就是春天飲食偏酸，夏天偏苦，秋天宜辛，冬天宜補。

①春季

中醫認為，春天是主陽氣升發，氣勢向上向外的季節，景象生機勃勃、欣欣向榮，有利於人體化生氣血精液，應盡量少食或不食溫燥發物，如牛肉、羊肉等；應適應肝的條達之性，多食用辛甘發散的食物，如花生、香菜、菠菜、豆芽等；如果時在早春，要少吃黃瓜、冬瓜、茄子、綠豆芽等寒性食品，多吃些蔥、薑、蒜等溫性食品，以袪散陰寒之邪。還應當多吃一些雞肉、動物肝臟、魚肉、瘦肉、蛋黃、豆漿等營養品，以滿足人體功能代謝日趨活躍的需要。

時至仲春，可適當進食紅棗、蜂蜜之類滋補脾胃的食物；少吃過酸或油膩等不易消化的食物；多吃一些味甘性平，且富含蛋白質、

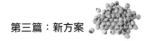

糖類、維生素和礦物質的食物。這時，正值各種既富含營養又有療疾作用的野菜繁榮茂盛之時，如薺菜、馬齒莧、魚腥草、蕨菜、香椿等，應不失時機地進食。

迨至暮春，氣溫日漸升高，應以清淡飲食為主，除適當進食優質蛋白質類食物及蔬果之外，可飲用綠豆湯、紅豆湯、酸梅湯以及綠茶，以防止體內積熱。不宜進食羊肉、麻辣火鍋，以及辣椒、花椒、胡椒等大辛大熱之品，以防熱邪化火，變發瘡癰癤腫等疾病。

②夏季

夏季是萬物繁茂的季節，陽氣外張。陽氣雖生於春而極於夏，而陽旺之時，人體的陽氣最易發洩。因此，飲食要清淡爽口，易於消化，少食或不食肥甘油膩之品，切忌貪涼飲冷太過，注意保養陽氣；夏季是一年中人體代謝最旺盛的季節，也是營養消耗量最大的季節。同時，夏季人的睡眠偏少，休息不好，食欲就不佳。

所以夏季要注意適當「補充」，其中包括：蛋白質的補充，要常吃些富含優質蛋白質，而又易於消化的食品，如蛋類、魚類及含脂肪少的肉類、豆製品、牛奶等；維生素的補充，可多吃新鮮蔬菜和水果，如番茄、西瓜、甜瓜、水蜜桃、李子、楊梅等，這些都富含維生素 C。另外還需多吃些含維生素 B 群的穀類食物。

夏季汗出較多，鹽分丟失也多，適當補充鹽分是非常必要的。而且，夏季大量飲水會也沖淡胃液，所以做菜可適當多放些鹽。此外，在調味方面，可用醋、大蒜、生薑、芥末等酸、辛、香作料，可以起到殺菌、解毒和增強食欲的作用。夏季是炎熱的，但在飲食方面，有時「以熱抗熱」會更好些，比如喝熱茶可刺激微血管普遍舒張，體溫反而會明顯降低。

③秋季

秋季是萬物成熟收穫的季節，陽氣收斂，陰氣始生。此季節的養生應注意收斂精氣，保津養陰。飲食上要以養陰清熱、潤燥止渴、

清心安神為主，可選用芝麻、核桃、銀耳等有滋潤之性的食品。

初秋要平補：「秋老虎」頗凶，但要適當減少冷飲以及寒涼食物的攝入。俗話說「秋瓜壞肚」，對各種瓜類宜少食，以防損傷脾胃陽氣。因此，應適當加入扁豆、豇豆、薏仁等健脾利濕之品煮粥食用，以助脾胃運化。初秋因為氣候炎熱和濕盛的原因，再加上胃腸功能經過盛夏的消磨，胃腸功能較弱，所以應選用補而不峻、防燥不膩的平補之品，如魚、瘦肉、禽蛋、乳製品、豆類以及山藥、茭白、南瓜、蓮子、黑芝麻、核桃等。俗話說「秋藕最補人」，可將糯米灌入藕眼中蒸熟食用。患有脾胃虛弱、消化不良的患者，可以服食具有健脾補胃作用的蓮子、山藥、扁豆等。

仲秋要潤補：在仲秋人體常反映出「津乾液燥」的徵象，如口鼻咽喉乾燥、皮膚乾裂、大便祕結等。根據「燥者潤之」和「少辛增酸」的原則，一是多食用滋陰潤燥作用的食物，如芝麻、核桃、蜂蜜、梨、甘蔗、柿子、香蕉、荸薺、橄欖、百合、銀耳、蘿蔔、鴨蛋、豆漿、乳品等。二是酸甘化陰，宜進食帶有酸味的食品，如葡萄、石榴、蘋果、芒果、楊桃、柚子、奇異果、檸檬、山楂等。其中，銀耳含有碳水化合物、脂肪、蛋白質以及磷、鐵、鎂、鈣等，具有滋陰潤肺、養胃生津的補益作用，可用水泡發後煮爛，加糖服食，對治療和預防秋燥有較好的效果；百合也有養肺陰、滋肺燥、清心安神之功效。另外，此時應少吃辛辣的食物。

晚秋要滋補：晚秋氣溫逐漸下降，在加強營養，增加食物熱量的同時，要注意少食性味寒涼的食品，並忌生冷。可用 1 ～ 3 個核桃肉（連紫衣）與 1 ～ 3 片生薑同嚼服食，來預防秋季多發的咳喘之類呼吸系統疾病。藥食兼優的菱角、板栗是調理脾胃的佳品，它們均含有碳水化合物、蛋白質及多種維生素，具有補中益氣、開胃止渴、固腎益精等功效。對於有冬季進補打算的人來講，此時是打「底補」的最佳時期。「底補」可用芡實、紅棗或花生仁加紅糖燉

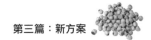

湯服，或用芡實燉豬肉等。

④冬季

冬天是萬物收藏的季節，陽氣閉藏於內，陰寒盛極。故養生活動應注意斂陽護陰，以養藏為本。適宜選用補益作用較強、益腎溫陽作用的食物進補，如雞肉、鴿肉、核桃仁、芝麻、蘿蔔、山藥、枸杞、黃魚、鱸魚等。

民諺云：「冬令進補，開春打虎」，講的就是冬令進補的重要作用。近年上海盛行膏方（又叫膏劑，屬於中醫裡以丸、散、膏、丹、酒、露、湯、錠八種劑型之一）進補，膏方比較適合慢性病患者、中老年人和青年亞健康者，根據當下人們的體質，不能選用過於滋補的膏方，而要以注意調整為主。尤其是腫瘤患者，更不能過於滋補；主張清補，主張調整為宜；牛羊肉等仍以少吃為妙。

除了膏方進補外，在平常的飲食上，還要注意保溫、禦寒和防燥三原則：

(1) **保溫**：即增加熱量的供給，飲食中增加蛋白質的含量，特別是雞鴨肉、鴿肉、兔肉等的優質蛋白質為佳。

(2) **禦寒**：指透過飲食以抵禦寒冷，人怕冷與體內缺乏礦物質有關，要注意豆、肉、蛋、乳的基本攝入量，以滿足人體對鉀、鈉、鐵等元素的需求。對於特別怕冷的人，可以多補充些塊莖和根莖類蔬菜，如胡蘿蔔、藕、薯類等，老年人可適當吃些花生、蝦皮、牡蠣、蛤蜊和柳丁等含鈣較多的食物。

(3) **防燥**：是指透過飲食以防乾燥，防止皮膚乾燥和口角炎、唇炎等，主要補充富含維生素 B_2 的動物肝、蛋、乳，以及富含維生素 C 的新鮮蔬菜和水果，這正是中醫「秋冬養陰」的深刻內涵所在。

現代社會高度發展，將人們帶入了一個社會節奏快、工作效率

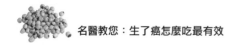

高、生活舒適安逸的時代。人們生存在自然界當中，只有順應自然界四時陰陽進行養生與飲食，就是「以從其根，故與萬物沉浮於生長之門」，否則「逆其根，則伐其本，壞其真也」！

2. 因地制宜

　　所謂因地制宜，就是指根據不同地理環境特點來選用適宜的食物。對於腫瘤患者來說，食療也要根據地理環境的不同而因地制宜。

　　不同地區由於地勢高低、氣候條件的差異，形成了各自的特點。《黃帝內經》認為，由於人們居住的地理位置的不同，氣候寒熱溫涼是有區別的。如《素問·五常政大論》說：「天不足西北，左（北方）寒而右（西方）涼，地不滿東南，右（南方）熱而左（東方）溫……地有高下，氣有溫涼，高者氣寒，下者氣熱。」

　　由於人們生活的地理位置和生態環境差別較大，生活習慣、飲食結構不盡相同，人的生理活動、體質，以至所患疾病、病變特點也不盡相同。因而，進行飲食調補時，必須注意到地理位置的不同，根據不同地域的特點分別配製膳食，是提高食療效果的重要環節。事實上，不同地區特有的飲食習慣，本身就是當地人們在長期的因地制宜的飲食選擇過程中逐漸形成的。

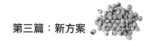

二、癌不同，吃法也不同

1. 指出 20 種常見癌症的患者各有哪些不良飲食習慣和飲食方式。
2. 推薦 20 種常見癌症的飲食調理方法和原則。
3. 給出 20 種常見癌症的有效食療方，全程幫助抗癌。

　　食療與治病一樣，若欲取得良好療效，當注重因病、因人而異。因為不同的病，與飲食關係不一樣！不同的人，飲食習慣也不盡相同。下面討論的是各種癌症不同的飲食調理特點，並介紹不同癌症的食療方法與具體方案等，可供廣大患者參考選用。

肺癌調養：始自飲食

　　眾所周知，肺癌是全世界最常見的癌症，其中大約 3 ／ 4 的病例為男性。它是高收入國家最常見的疾病，目前該疾病在一些低收入的國家也呈上升趨勢。肺癌通常是癌症的主要死因，它引起的死亡幾乎佔全部癌症死亡數的 18 ％。而合理膳食，注意營養物質的平衡攝取，則是防治肺癌、降低肺癌死亡率的有效途徑之一。

1. 早知會得這個病，當初就不抽了

　　儘管「吸菸有害健康」的道理無人不知，但是吸菸、甚至是癌症患者繼續還在吸菸，這就讓人們難以理解了—難道生命真這麼不值得重視？

　　筆者曾在某市舉辦「生了癌，怎麼吃」的公益講座。講座還沒正式開始，筆者就聽到台下第一排有位老先生轉身對其旁邊的聽眾說：「我每天一包菸都不夠的。」因為老先生就坐在第一排，所以

聽得很清楚。筆者看了看老先生，有 70 多歲了，挺消瘦。大家知道，來聽此講座的，基本上都是癌症患者或是患者家屬。老先生這麼大年紀，這樣抽菸，可以說是對自己的健康不負責任。

還有一例，筆者也記憶猶新，可以很好的反映當下很多生活方式不健康（特別是吸菸男士）者的心理。

筆者曾接受很多患者諮詢癌症的飲食問題，有一患者特別執著，該男士 40 歲出頭，姓趙，黑黑瘦瘦的，臉色很差，患的是肺癌。對於男性患肺癌，筆者一般都要問是否抽菸，趙先生慚愧地說：「抽，而且抽得很厲害。以前我抽菸、喝酒、吃辣都無所顧忌的！」趙先生還說了句讓筆者和所有人都要反思的話：「人往往就是這樣！如果我不得這病，可能我還會照樣抽菸、喝酒、吃辣的！」

我覺得這句話反映了如今很多人的心理。健康時不在意、不重視培養良好的生活習慣；想怎麼樣就怎麼樣，等到健康出問題了，後悔卻已經晚矣！這種現象在男性朋友中往往更普遍。

19 世紀中葉以前，肺癌的發病率很低，可以忽略不計。19 世紀中葉後，用紙捲菸草吸食的方式流行後不久，肺癌也就像瘟疫一樣在全球蔓延開來，現在則成了世界第一大癌。吸菸會引起肺癌的結論一致是醫學界所公認的，也是眾所周知的。吸菸可以吸入大量的致癌物，如煤焦油、尼古丁等有害物質，這會損傷肺泡而致癌。

有研究顯示，全世界大部分國家 90％的肺癌是由吸菸引起的。同樣發病，吸菸者癌症的發病要比不吸菸者早 8 年。越早開始吸菸，肺癌發病率與死亡率就越高。長期吸菸者的肺癌發病率比不吸菸者高 10 ～ 20 倍，喉癌發病率高 6 ～ 10 倍，食道癌高 4 ～ 10 倍，胰臟癌高 2 ～ 3 倍，膀胱癌高 3 倍。

吸菸對女性的危害也很大。除肺癌以外，研究顯示吸菸女性患

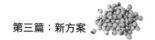

子宮頸癌與卵巢癌的相對危險程度也很高。吸菸 20 年以上的女性，其患乳癌的危險將增加 30％；吸菸 30 年以上者，這一危險則增加 60％。

另外，吸二手菸也會導致肺癌的發生，這也是女性發生肺癌的原因之一。有研究顯示：一些與吸菸者共同生活的女性，患肺癌機率比常人多出 6 倍。因此，有時在一個家庭中，雖然抽菸的人只有一個，但是患肺癌的卻不止一人。

可以說，吸菸是導致肺癌的主要原因，只要儘早停止吸菸，90％的肺癌都可以得到預防。如果吸菸率逐年下降，那麼若干年後，癌症特別是肺癌的發生率和死亡率就會隨之下降。美國在這方面已經收穫了碩果。美國人從 1990 年代開始有效全民戒菸，進入 21 世紀，肺癌的年發病率已經下降了 7% 以上。

2. 遠離廚房油煙

我們知道，肺癌主要發生在男性，原因都很清楚，吸菸是罪魁禍首。但是據統計，近幾年女性肺癌的發病率上升很快，尤其是 40～50 歲的女性，患肺癌人數已接近男性，達到 1：1。

通常，按照西方的研究結果：吸菸才是導致肺癌的主要原因，抽菸的女性人數一般來說遠少於男性，那為什麼會出現這樣的現象呢？

調查發現，廚房油煙和女性肺癌的發生有明顯關係。

在非吸菸女性肺癌危險因素中，超過 60％的女性經常與廚房油煙打交道。很多女性燒菜習慣用高溫油煎炸食物和烹炒肉類食品，同時，由於擔心廚房油煙會散到房間和客廳裡，所以往往廚房門窗緊閉，導致廚房環境密閉造成油煙污染嚴重。高溫油煙產生有毒煙霧，久久不散，使局部環境惡化。有毒煙霧長期刺激眼和咽喉，損傷了呼吸系統的細胞組織。如果不加以有效保護，很容易誘使肺癌

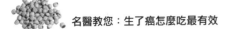

高發。另外，反覆加熱的食油，如多次用來油炸食品的食油，不僅本身含有致癌物質，它所產生的油煙中含致癌物質也更多，危害性更大。調查表示，這種病因在中老年女性肺癌患者中特別突出，危險因素是正常人的 2 ～ 3 倍。

此外，飲食業的炊事人員的肺癌發病率較一般職業也高，常在廚房工作者患肺癌的機率甚至遠遠高於不常在廚房工作的吸菸者。究其原因，多半是由於高溫烹調習慣所造成的。可以毫不誇張地說，廚房油煙已成為威脅人們生命健康的「隱形殺手」。

要遠離肺癌，就應從遠離廚房油煙做起，提倡改變烹飪習慣。廚房要經常保持自然通風，同時還要安裝性能、效果較好的抽油煙機。此外，炒菜時的油溫也要有所控制，盡可能不超過 200℃（以油鍋冒煙為極限）。多使用微波爐、電鍋、電烤爐等廚房電器產品，盡量避免油煙的損害，並能夠控制油溫。多採用低溫烹調和食用富含維生素 A、維生素 C 和維生素 B 群的新鮮蔬菜和水果，不僅可以減少致癌物的影響，也可創造一個無公害的家庭環境，這是每個人都可以做得到的。

3. β 胡蘿蔔素或許對你無益

早年，很多人的研究使得人們經常把 β 胡蘿蔔素描寫成一種能使人類免於癌症、衰老、心臟病等疾病困擾的強效營養素。在 20 世紀末進行的一些初步研究顯示：吃富含 β 胡蘿蔔素的蔬菜和水果越多，得癌症——特別是肺癌、胃癌、食道癌的可能性越小。

這一結論深深影響著很多癌症患者。筆者在臨床中看到一個現象，很多癌症患者一直在食用很多胡蘿蔔。

有一位女性，30 歲出頭，是個子宮頸癌患者。該患者過一段時間就來何教授的門診改改中藥方，康復得不錯，精神狀態也挺好的。筆者第一次見到她時，著實嚇了一跳，該患者面部發黃，而且手掌

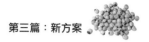

和手背也都是黃色的。她並非消化系統腫瘤，按照她的恢復情況，不該出現這樣的情形。後來筆者從營養學的角度就考慮，她是不是橘子、胡蘿蔔之類的食物吃多了，因為過食這些食物會引起色素沉著。

筆者問她：「您是不是平時很愛吃橘子、胡蘿蔔之類的？」

她的回答讓人很是吃驚：「我每天用 5 根胡蘿蔔榨汁喝。」

筆者問她：「為什麼吃這麼多？」

她說：「我們得了癌症的，也『久病成良醫』了，都經常學習一些營養知識，很多報導都說，β 胡蘿蔔素抗癌，胡蘿蔔裡含有很多 β 胡蘿蔔素啊！」

這不是她個人的認知，其實很多癌症患者都有這樣的想法。但是，目前權威的研究結論告訴人們：

β 胡蘿蔔素並不是包治百病的靈丹妙藥。對於吸菸者，服用高劑量的 β 胡蘿蔔素反而會增加其患肺癌的可能性。而且，新的研究提示：高劑量的 β 胡蘿蔔素片劑對某些類型的肺癌死亡率還有明顯的負面作用。而且，增加了食用者心臟病發作的機率！因此，不可不慎！

我們不主張高劑量地服用合成的含 β 胡蘿蔔素的片劑；至於經常吃一些富含 β 胡蘿蔔素的新鮮蔬菜水果，只要量適當，應該是有益無害的！

4. 一碗牛肉引起的禍端

雖然紅肉（豬肉、牛肉、羊肉等）對肺癌的影響還需要更多的證據來支持，但臨床經驗告訴我們：紅肉吃得過多，對肺癌同樣有危害性。

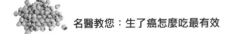

　　筆者曾遇到一位肺癌患者，年紀很輕，35 歲左右。他告訴我，患肺癌前，自己血脂、尿酸都正常。得病後，家人給他補啊！又是牛肉、羊肉、甲魚、又是膠原蛋白，什麼好就吃什麼。結果病情不但沒得到緩解，還添了新麻煩，現在血脂和尿酸都高了。

　　有一位姓于的老先生，也是肺癌。于老先生經過調養康復得不錯，本來就喜歡吃牛肉，得了病之後，一直忌口不吃。有一年冬天很冷，于老先生覺得自己現在康復得不錯，胃口也很好，就跟女兒提出想吃點牛肉，解解饞，哪怕就吃一小口。女兒一開始不同意，後來想想父親愛吃，現在康復得也不錯，也就應允了。誰知于老先生不是吃一小口，而是一吃就是一小碗，後來又多吃了好幾次，三個月不到就出現癌細胞轉移了。

　　都是貪嘴惹的禍！

　　還有一位肺癌患者，病情比於老先生嚴重得多，但他堅持吃中藥，練功，很能控制食欲，不亂吃，好多年了，活得很好！

　　所以說，不貪嘴，對於康復期的肺癌患者意義更大。

　　美國癌症研究所指出，高脂肪飲食已成為肺癌新的誘因。其機制可能與高脂飲食烹調時間長，油溫較高，且易於燒焦，會產生雜環胺類致癌物有關。另外膽固醇能刺激細胞增生和誘導纖維肉瘤形成，膽固醇可致荷爾蒙結合蛋白降低，使游離雌二醇的量增加，從而增加了癌腫形成的風險。故少食動物脂肪，多吃些番茄、南瓜、蘋果等新鮮蔬菜、水果，可減少肺癌的發生。

5. 慎食蝦蟹

　　蝦和蟹是一般人特別愛吃的食物，但對於肺癌患者，最好別吃。蝦和蟹非常鮮美，但蝦、蟹和海鮮類主要是異體優質蛋白質，容易

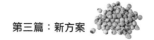

引發過敏。對肺部有疾病的人，非常容易誘發咳嗽，加重病情。何裕民教授就有一病例。

某著名曲藝家的夫人是一位晚期肺癌患者，左肺部手術切開後又縫合，因胸部轉移了無法手術，她體質比較差沒法化療，也沒法電療。

她是 2006 年的患者，主要症狀就是左乳房邊上劇烈疼痛，因為她胸膜黏連了，還在咳嗽。中藥調理三、五年後，她非常舒服了，也恢復得不錯，由於沒有用過電、化療，局部腫塊還存在，但她每年秋冬都會出現一個問題，就是間斷性地咳嗽。而且，她每次咳嗽都非常有意思，不是因為貪吃了蟹，就是吃多了蝦！

何裕民教授對一般癌症患者主張吃點海魚類的東西，因為是優質蛋白質，但對肺癌患者往往會告誡說：一旦有咳嗽，便需謹慎！

6. 肺癌飲食準則

研究證實：少吃高脂肪食物，多吃蔬菜和水果等植物性食物，戒菸限酒，採取積極健康的生活方式等措施，肺癌是可以預防與控制的。

(1) 肺癌患者往往肺功能受損明顯，呼吸道抵抗力較低，故要絕對禁菸和辛辣之品，並保證食物中含有充足的膳食纖維，避免感冒，保持大便通暢。

(2) 宜多食增強機體免疫、有對抗肺癌作用的食物，如甜杏仁、優酪乳、薏仁、香菇、四季豆、豆製品、花椰菜、高麗菜、大蒜、洋蔥、山藥、番薯、白蘿蔔、菱角、銀耳、黑木耳、核桃、蓮子、百合、紅棗、桂圓、石斛、河魚、茯苓、冰糖杏仁糊等。

(3) 電療時易引起口燥咽乾、咳嗽少痰等症狀，飲食以滋陰養血為主，可進食枸杞子、瓜類、香蕉、桃仁、番茄、荸薺、藕、蜂蜜、

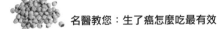

鴨等。

(4) 化療時，藥物毒性較大，氣血大傷，宜補益氣血，飲食上可選用動物肝臟、瘦肉、蛋、香菇、木耳、花生、紅棗、胡蘿蔔、櫻桃、黑芝麻、魚湯、黃耆燉雞等。

(5) 患者有咳嗽、咳血等症狀時，宜增加養陰潤肺和止咳止血收斂的食物，如杏仁、百合、藕節、柿子、鴨梨、山藥、絲瓜、銀耳、橘皮、枇杷、羅漢果、無花果、桃、橙、柚、荸薺、蜂蜜、蓮子、飴蘿蔔汁、川貝杏仁汁等。此時，慎食海產，如蝦、蟹及貝殼類等食物。

7. 肺癌食療方

(1) **銀杏紅棗粥**：銀杏 25 克、紅棗 20 顆、糯米 50 克。將銀杏、紅棗、糯米共煮成粥，早晚空腹食用，有解毒消腫的作用。

(2) **冰糖杏仁粥**：甜杏仁 15 克、白米 50 克，冰糖適量。將甜杏仁與苦杏仁用清水泡軟去皮，搗爛加白米、清水及冰糖煮成粥，隔日 1 次，具有潤肺祛痰、止咳平喘、潤腸等功效。

(3) **甘草雪梨煲豬肺**：甘草 10 克、雪梨 2 個，豬肺少量，約 250 克。梨削皮切成塊，豬肺洗淨切成片，擠去泡沫，與甘草同放沙鍋中。加冰糖少許，清水適量小火熬 3 小時後服用。每日 1 次，具有潤肺化痰的作用，適用於咳嗽不止者。

(4) **沙參天冬燉鴨湯**：南沙參 5 克、天門冬 3 克、鴨肉 100 克（去皮）。南沙參與天門冬用紗布包好，與鴨肉同燉至熟爛、去渣，吃鴨肉喝湯。可養陰潤肺，化痰止咳，適用於中晚期肺癌患者。

(5) **生蘿蔔汁**：對於肺癌痰多色白者，可用生蘿蔔榨汁，每日飲 3 次，每次 20CC；或者生蘿蔔去心，加入川貝 3 克、冰糖 15 克，煮 30 分鐘飲汁。

(6) **黃耆豬肺湯**：黃耆 250 克煮湯，以此湯煮食豬肺，用於肺癌

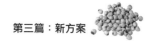

體虛，動則氣喘者。

(7) 蒲黃五靈粥：生蒲黃 150 克、五靈脂 50 克，共煎液，以此藥液煮粥食用，用於肺癌胸痛，或有咯血者。

口腔、咽喉癌症：康復靠食養

口腔癌、咽癌和喉癌（合起來）是世界上第五位最常見的癌症。其中男性發病率是女性的 3 倍。現在研究認為，食物和營養在防範口腔癌、咽癌和喉癌等方面具有重要作用；合理食物和營養還可以促進這類癌症的康復。

1.「燙」出來的癌症

古人認為食物的溫度會影響身體，指出「水穀之寒熱，感則害人六腑」。是說飲食的冷熱對胃腸道影響非常明顯，過寒過熱則會損傷人體臟腑，導致疾病。

筆者曾在重慶舉辦講座，詢問當地的工作人員：「重慶地區什麼癌症發病率較高？」當地朋友說：「常見的肝癌、肺癌在我們這兒發病率不是很高，而口腔癌、喉癌卻高發！」

筆者聽了一開始也不解，筆者到世界各地很多地方做講座，很少有聲稱當地口腔癌、喉癌高發的，為何重慶地區高發呢？筆者同時也發現，廣東地區口腔癌也為高發生率。

《新版指南》中明確指出：

馬黛茶是口腔癌、咽癌和喉癌的原因之一。

馬黛茶是一種南美洲某些地區盛行的高溫飲品。說明過熱的飲料、食物對口腔和咽喉反覆損傷，久而久之，會引起局部組織病變，甚至引起癌變。

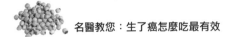

　　因此，筆者認為，之所以重慶和廣東地區口腔癌、喉癌與咽癌高發，與重慶地區居民喜食火鍋、廣東一帶的居民喜喝「功夫茶」、喝煲湯，而且要趁熱飲用，關係很大。火鍋中高溫的食物和熱茶反覆刺激口腔、咽喉部的黏膜，高溫會使口腔黏膜上皮發生破損、潰爛、出血等，如果反覆受到不良刺激，就可能誘發癌症。可以說，高溫食物和飲料對口腔和咽喉部組織造成的損傷，是導致這些部位癌變的原因之一。

　　世界各地都有各自的飲食文化和習慣，有些習慣並不一定對健康有利。從根本上改變我們的日常膳食和習俗，可能是很難的。然而不利於健康，尤其是不利於癌症康復的習俗必須改變！只要認識到了這一點：這麼做是值得的，並要能堅持住！

2. 嚼食檳榔之嗜好要改正

　　檳榔是常用的驅蟲藥，為棕櫚科植物檳榔的乾燥成熟種子。主產於印尼、馬來西亞、中國大陸及台灣等地，這些地區的居民非常喜愛嚼食檳榔。有的地方，吃檳榔甚至就像吸菸、飲酒一樣平常。

　　有一家媒體報紙，曾約筆者寫篇關於當地口腔癌高發原因及預防的文章。筆者認為，當地之所以口腔癌發病率較高，與當地過分嗜好嚼食檳榔不無關係。

　　嚼食檳榔，對我們的健康影響很大。據醫學流行病學統計，嚼食檳榔與口腔癌有著密切的關係。嚼檳榔除了使牙齒變黑、磨損、牙齦萎縮，造成牙周病、口腔黏膜下纖維化及口腔黏膜白斑症外，更可怕的是它的致癌和促癌作用。研究已經確定：檳榔中的檳榔素具有致癌性。據調查，88％的口腔癌患者有嚼食檳榔的習慣。口腔癌的發生率因近年來嚼食檳榔人口的增加，正在逐年上升。因而，使得國人的口腔癌已躍升為十大癌症死亡原因之列。

　　如吸菸且嚼食檳榔，則危害更大，更易引起口腔癌、喉癌、咽

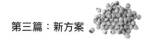

癌和食道癌；如吸菸、嚼檳榔又合併飲酒，致癌危險性則尤其強烈。

由此可見，為了您的健康，請勿嚼食檳榔！

3. 烈酒：口腔、咽喉癌的大敵

大量研究明確指出，烈酒是口腔癌、喉癌、咽癌的主要誘發因素，臨床上，因為長期過量飲用烈性酒而致此類癌症的，十分普遍。

有位患者姓文，剛剛 40 歲，先是發現喉癌，然後又發現食道癌，再後來又發現口腔黏膜癌。何教授就很奇怪，先後 3 個月，一個還沒弄清楚，另外一個又發現問題了。何教授一看他，食道白斑很厲害，身體很壯實；又問沒有家族史，而且他的食道癌是發生在食道上端的，然後看著他，教授就笑了，說：「不用問，你非常好酒，是吧？」他說：「對啊，我酒量特別大，而且喜歡喝白酒。」何教授說：「你這三個癌都只有一個原因，就是高濃度的酒精，把黏膜給燒傷了。」他老婆指著他鼻子說：「我讓你別喝你不聽，現在醫生也這樣說了！」他摸著鼻子，笑了笑：「我猜也大概差不多。」

其實，臨床上這種情況非常多見。因此，無論是防範，還是治療，杜絕烈酒都是關鍵措施。

4. 口腔癌、咽癌、喉癌飲食準則

(1) 禁菸，禁油炸、醃製類食物，忌吃檳榔。

(2) 喉癌要絕對禁辛辣食物，避免堅硬、粗糙之物。

(3) 禁止飲酒，尤其是烈酒。

(4) 多吃新鮮的蔬菜和水果，特別是維生素 C 含量高的食物，如苦瓜、柑、橘、橙、柚、棗、草莓、奇異果等。

(5) 電療後要注意頸部皮膚的保護，食物不宜過燙，以免損傷口

腔黏膜，吞嚥動作宜緩慢，以免嗆入氣管，誘發劇烈咳嗽和咯血。

(6) 患者因電療引起津液損傷，出現唾液分泌減少，可多選用濕性食物，如西瓜汁、瓜類、蒸蛋、檸檬、各種湯品、酸梅湯等。

5. 口腔癌、咽癌、喉癌食療方

(1) **西瓜翠衣茶**：西瓜表皮 50 克，加水煮湯，取汁代茶飲，每日 1 劑。用於口腔癌見肝火鬱盛者，症見頭暈、頭痛、面紅、目赤、易怒、口苦、口乾舌燥、口臭等。

(2) **四米粥**：薏仁、糯米、槐米、白米各 25 克煮粥，每日 1 劑。用於口腔癌屬於痰濕積聚者，症見體形肥胖，多汗且黏，口中黏膩，胸悶，痰多，面色淡黃而暗，容易困倦，身重不爽，大便正常或不實，小便不多或微混，平素舌體胖大，舌苔白膩等。

(3) **苦瓜綠豆湯**：苦瓜 600 克、綠豆 150 克、鹽少許。新鮮苦瓜切開去核，用清水洗乾淨，切成大塊。綠豆用清水浸透，洗乾淨，瀝乾水。鍋內加入適量清水，先用大火煲至水沸，然後放入苦瓜和綠豆，待水再沸，改用中火繼續煲至綠豆熟爛，以少許鹽調味，即可以佐膳飲用。本膳食可清熱解毒，利尿消暑，適宜於口腔癌患者。

(4) **橄欖茶**：取橄欖兩枚，綠茶 1 克。將橄欖連核切成兩半，與綠茶同放入杯中，沖入開水加蓋悶 5 分鐘後飲用，適用於咽癌患者。

(5) **車前草粥**：車前子、車前草各 15 克，共煎湯，以湯煮粥食用。用於喉癌電療後有喉頭水腫者。

(6) **竹葉湯**：竹葉 10 克煎湯，加少許薄荷油，冰後服用。用於喉癌電療患者。

(7) **薏仁湯**：薏仁 60 克淘洗淨，加水適量煎湯飲服。每日 1 劑，分 2 次服，連服 2 ～ 4 週為 1 個療程。可健脾利濕，益胃補肺，清熱消癥，利水抗癌，適用於喉癌聲音嘶啞患者，也可作為防治胃癌、腸癌、子宮頸癌的輔助食療湯。

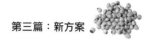

食道癌：生活粗糙惹的禍

食道癌是常見的一種消化道惡性腫瘤，佔都市惡性腫瘤死亡率的第 4 位、農村的第 3 位。全世界每年約有 20 萬人死於食道癌，食道癌也名列十大癌症死因之一。

1. 飲酒又抽菸，食道受不了

食道癌病位在食道，類似於中醫學所說的「噎膈」「膈證」。中醫學認為，凡嗜酒無度，又多進肥甘之品，則釀痰生濕，痰氣交阻於食道，噎膈隨之而形成。故《臨證指南醫案‧噎膈》指出噎膈的病因是「酒濕厚味，釀痰阻氣」，《醫碥‧反胃噎膈》認為「酒客多噎膈，好熱酒者尤多，以熱傷津液，咽管乾澀，食不得入也」，闡明了飲食不節，過度飲酒是食道癌發生的重要因素。

現代研究也證實：

酒與多種呼吸、消化道腫瘤，包括肺癌、鼻咽癌、喉癌、食道、胃癌、肝癌和胰臟癌等的發生，都有較為密切的關係。而且，日飲酒量與危險的增加成正比。

研究顯示：香菸中至少含有 50 多種致癌物。這些物質被香菸燃燒後產生的焦油物質覆蓋住，貯留在口腔、鼻腔、咽喉和肺內。吸菸可增加口腔、唇、咽、喉、肺、胃、膀胱和胰臟等癌症發病的危險性。吸菸亦可增加食道癌發生的風險，而既吸菸又飲酒是比單一嗜好更有害的壞習慣。飲酒與吸菸有一起致癌作用，使致癌作用產生疊加效應，導致患食道癌的風險驟增。當吸菸者吸入一口菸，同時喝下一口酒，便會將口腔內和咽喉部位的焦油物質沖洗下去。酒精會溶解香菸中的致癌物及其他有害物質，當酒精不斷刺激食道壁並導致黏膜充血時，菸草的致癌物質會更強烈地刺激食道，久而久

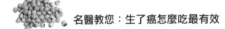

之就很容易導致食道癌發生。

應酬時，吃著美味佳餚，抽著菸，喝著酒，這樣的現象在我們周圍已經非常普遍。但現在你可得小心了，科學告訴人們，長期飲酒又抽菸，可能誘發食道癌。

所以，抽著菸，喝著酒，這種看似很享受的行為，特別是男性，要格外注意了，或許你離癌症也不遠了！

2. 快、燙、粗糙，傷了食道

《新版指南》中指出：

有充分證據顯示，馬黛茶很可能是食道癌的發病原因之一，其對食道的損傷很可能與其高溫有關，而與香辛料本身無關。

中國大陸地區食道癌發病率是世界平均水準的 8 倍，廣東則更高，達 48 倍。食道癌被外國人戲稱為「中國癌症」，因為中國人愛喝開水，喝熱湯，喝熱茶，吃火鍋等高溫食物，如此反覆，長此以往，食道被反覆燙傷，產生增生，並且惡性循環，久而久之，最後變成癌症。因此，習慣於吃燙飯、喝熱飲的人，要注意患食道癌的風險。

除此之外，研究及臨床觀察表示，食道癌患者在生活和個性上往往具有以下特點：

(1) 食道癌以前在農村高發，大多數患者生活習慣隨便、家庭條件只屬尚可，因此，有人把食道癌歸為典型的「貧癌」範圍。

(2) 絕大多數食道癌患者生活方式粗糙，脾氣急，性子躁。表現在飲食行為方面，每每吃得快，吃得急，如狼吞虎嚥。

(3) 大部分患者十分固執，且喜好鑽牛角尖，要用一般勸慰方法改變其行為較難。

因此，對於本病患者，重在糾其「急」、「糙」的性格特徵。

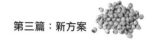

適度糾正其急躁的行事風格，特別是吃東西。讓患者學會慢慢地吃，細細地咽；別吃得太燙，別吃得太急，是促進本病康復的關鍵。

在此基礎上，推而廣之，建議他做什麼都放慢一點，慢半拍更好，並當面建議家屬予以關心，理由是可以明顯減少患者的痛苦，多數患者能欣然接受。與此同時，還要努力糾正其固執及好鑽牛角尖的性格。使患者學會自我控制，放慢生活節奏，改變急躁易怒的脾氣。

3. 食道癌飲食準則

(1) 禁菸酒，忌紅肉、加工肉製品類。

(2) 忌過硬、粗糙、刺激性、黴變、醃製類食物，不吃檳榔。

(3) 多吃非澱粉性蔬菜、水果。多吃富含維生素 C 的食物，如番茄、柑橘類水果、奇異果、酸棗、芒果等食物。

(4) 食道癌患者常進食困難，尤其是治療期。因此，治療期一般以半流質為主，常需少量多餐，七分飽為度。菜、飯常宜煮得很爛，細嚼慢嚥。各種菜蔬也盡可能切得細點，以利於透過食道和傷口。食物宜寒溫適度，過度寒涼會引起疼痛，還會誘發復發。

(5) 補充營養：食道癌患者會出現吞咽困難的現象，同時機體消耗量大，飲食要軟、易消化，可給予半流質和全流質，以補充營養。

半流質食物，如：稠粥、爛麵條、饅頭、餛飩、包子等；

全流質食物，如：粥、蔬菜汁、水果汁、豆漿、優酪乳、稀羹、肉湯、銀耳加冰糖煮湯、白蘿蔔煎湯加蜂蜜、萊菔子湯、藕粉、椰子汁、西瓜汁等。

必要時可給予勻漿膳，要素膳及混合奶等膳食，易消化吸收。原料可選擇：飯、粥、麵條、雞蛋、饅頭、魚、蝦、瘦肉、豬肝、胡蘿蔔、荸薺、油菜、冬瓜、馬鈴薯、牛奶、豆腐、豆漿等。

4. 食道癌食療方

(1) **五汁飲**：梨、藕、甘蔗、荸薺、麥冬適量。將梨、荸薺洗淨後去皮並切碎；鮮藕去皮、節洗淨並切碎；麥冬洗淨切碎；然後將上述各味一同混合後用紗布包好後絞取其汁，或用榨汁機取汁即可。本方具有生津止渴，清熱解毒的作用，尤其適合於食道癌患者。

(2) **果汁膏**：取甘蔗、西瓜、生梨、橙、橘、龍眼中的 5 種榨汁，加入牛奶及生薑汁少許，用蜂蜜收膏，飲用時稍加水服用。此方具有利咽、寬中的作用，適合於食道癌患者。

(3) **芝麻核桃糊**：芝麻、核桃仁各 250 克，共研細末，少加白糖拌和食用。適用於各類食道癌。

(4) **枸杞烏骨雞**：枸杞 30 克、去骨烏骨雞 100 克。將上述二者加調料後煮爛，打成匀漿或加適量澱粉或米湯成糊狀，煮沸即成。適用於食道癌體質虛弱者。

(5) **菊花蒸蛋**：雞蛋 1 個、菊花 5 克、藕汁適量、陳醋少許。雞蛋液與菊花、藕汁、陳醋調匀後，隔水蒸熟即可，每日 1 次。適用於食道癌咳嗽加重、嘔吐明顯者。

(6) **蒜泥空心菜**：大蒜泥 15 克、胡椒末 3 克，空心菜 200 克洗淨切碎末，入粥略煮，經常食用。用於食道癌而有胸背疼痛者。

(7) **半夏南星粥**：半夏、膽南星各 30 克，生薑 3 克，共煎藥汁，以藥汁代水煮成 1 日量的粥，分次服食。適用於食道癌痰涎甚多者。

告別胃癌：須仰賴正確飲食

胃癌是世界上第四位最常見的癌症。在世界的很多地方胃癌相當常見，此外，胃癌通常是致死性的，罹患後致死率相當高。

世界各國普遍認為胃癌主要是由於環境因素（包括生活方式）所致的惡性腫瘤。美國癌症研究所的資料顯示，在眾多的致癌因素

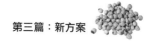

中，飲食不當是最大的致癌誘因，透過改變飲食結構，可以明顯降低胃癌的發病率。

1. 用鹽要注意

幾十年前，生活水準普遍比較低，新鮮有營養的蔬菜吃得較少；加之很多地方都有吃醃製食物的習慣，特別是到了冬季，很多家庭都喜歡醃製鹹菜；臨近春節時，更有不少人喜歡醃製鹹肉和鹹魚。這一現象，在老年人當中尤其普遍。

多項相關研究認為，鹽和醃製食物攝入過多會導致胃癌的發病率增高。一些研究表示，胃癌的病因可能與環境中硝酸鹽和亞硝酸鹽的含量過高，特別是飲水中的硝酸鹽含量偏高有關。日本是世界上的長壽國家，但日本胃癌高發，研究認為原因之一可能與其愛吃鹹魚和鹹菜有關，因為鹹魚中胺類（特別是仲胺）含量較高，而鹹菜中亞硝酸鹽和硝酸鹽含量較高。這些都有利於亞硝胺的合成，從而引發癌症。

《新版指南》中也指出：

鹹的和鹽醃的食物很可能會導致胃癌的發生。

胃癌發病率也較高，之所以如此，主要與食鹽攝取量高和喜食醃製品有關，特別是老年人，這種習慣尤為明顯。世界衛生組織（WHO）推薦我們每人每天食用的食鹽不超過 6 克。較高的食鹽攝取量能腐蝕胃的黏膜，發生萎縮性胃炎，而萎縮性胃炎則很可能是胃癌的前期症狀。高鹽飲食也可損傷胃黏膜，破壞胃黏膜屏障，促進亞硝醯胺吸收，從而增加機體對致癌物的易感性及胃癌發生的危險。有人曾在食鹽攝取量較多的國家，如日本與葡萄牙進行了 30 多年的流行病學調查，發現他們居民的中風與胃癌的發病率都很高。

醃製食品，如燻魚、鹹肉、香腸、醃鹹菜等食物裡亞硝酸鹽含

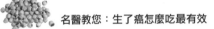

量較高，尤其是醃製蔬菜，高含量的鹽、亞硝酸鹽及低維生素 C，與胃癌關係密切。

所以為了健康，愛吃醃製食物和口味重的食物的習慣，要改改了！

2. 嗜食海河鮮、貝殼類、魚類可能易得胃淋巴瘤

飲食和胃癌的關係與某些地區水產品、貝殼類、魚類食用多，可能存在某種聯繫。

何裕民教授診療過許多胃癌患者，同樣是胃癌，卻有一個非常明顯的分布傾向：像中國大陸寧波、溫州等沿海地區，患淋巴瘤的胃癌患者特別多，有偏高趨勢。當然，具體原因有待進一步的研究，何教授認為可能與當地居民喜食海鮮、貝殼類食品，鹽攝入多有很大關係。

總之，一方水土養一方人，一方水土也可導致一方的病。

3. 壓力加生活方式不當，胃癌纏上

目前，世界各地人民的生活水準有了很大的提高，生活方式也發生了翻天覆地的變化，但由此引發的問題同樣不容忽視，人們開始體會到現代生活方式不健康給自身帶來的痛苦。

2009 年筆者跟隨何裕民教授門診時，遇到一位朋友。他對我們說：他哥哥在美國一家公司從事電腦工作，工作壓力非常大，平時生活也不規律，吃飯經常隨便就湊合一餐，出差是家常便飯。因為打拚過度勞累後，出現胃部疼痛，後確診為胃癌，那年才 39 歲。

這類因勞累過度出現身體疾患的不在少數。報紙上報導那些英

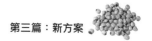

年得病或早逝的菁英們，他們往往壓力超載，工作超速，體力超支；同時缺乏保健意識，而實際保健行動更少，這些人都是疾病的高危族群，如此積年累月下來，身體的健康就會敲響警鐘！

還有一例，也可以說明一些問題。

2009 年筆者舉辦講座，一電視台記者對筆者進行採訪，順便向筆者諮詢。她弟弟是胃癌，38 歲。弟弟以前在一家企業擔任小主管，工作很輕鬆，收入也不少。幾乎天天應酬喝酒，後來企業賣給美國一家公司，美國派人來進行管理。工作制度、作息等方面都嚴格起來了，工作壓力、節奏也大大加強。這位記者說，5 年內，弟弟的單位先後有 3 位男同事和 2 位女同事患了癌症。她弟弟則得了胃癌，後來進行化療，出現腎功能衰竭，現在腹水也出現了，消不下去。

可以說，如果不是不良的飲食和生活方式、壓力等後天因素，她的弟弟可能不至於這麼年輕就患癌。這位記者說完還補充了一句：「我們在電視台工作，也是壓力很大的職業，我們也是疾病的高危族群啊！」此話不無道理。

《黃帝內經》指出，人之生病，「非天降之，人自為之」。就是說，人所患的疾病，並不是自然的因素形成的，而主要是人們自己造成的，如不良的生活方式，不合理的飲食行為和結構，抽菸、酗酒、作息不規律等因素。古代經典著作裡的這句話就提示人們：保護健康，避免疾病，多半取決於自己的日常所作所為。

因此，如今的人們應該對健康進行好好思考，我們在維護健康的方式和生活態度等方面，是否應該做一些合理的調整？

4. 「虛則補之」與「實則瀉之」

筆者常常聽到有患者詢問：「我是胃癌患者，人也較消瘦，想

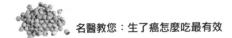

補補增強體質，但又怕補得不對，對病情不利，那該怎麼補呢？」

確實，「補法」是中醫學的重要方法之一，但有適應症。不是虛證患者就不適宜吃補藥，如果不分虛實，亂用補藥反倒有害，只能越補越糟。

的確，胃癌患者體質往往較差，適當的補益可以提高抵抗力。但進補要慎重，要根據患者的體質情況，因人而異，遵循「虛則補之」「實則瀉之」「寒者熱之」「熱者寒之」的原則。

患者進補時，要區分是陰虛還是陽虛，陰虛者（症見胃隱隱作痛或胃脘嘈雜，或脘痞不舒，饑不欲食，口乾欲飲，飲水而不解渴，或者見大便乾燥，小便短少，舌紅少津，苔少或無苔，脈細數等）宜清補（補陰），可選用山藥、鴨、蓮子、銀耳、冰糖、藕、豆漿、蜂蜜、百合等；陽虛者（症見臨床以胃脘部隱痛，每遇寒冷而發，喜溫喜按，飲食減少且喜進熱食，口淡不渴，舌淡苔白滑，脈沉遲無力等）宜溫補（補陽），可選用雞肉、糯米、鰱魚、草魚、荔枝、核桃、紅糖等。

5. 合理飲食，防治胃癌

合理飲食，少吃醃製食物，減少用鹽量，減少動物性食物的攝入，多吃蔬菜和水果，可很好地減少胃癌的發生。

有研究證明：隨著膳食營養素中蛋白質、脂肪和膽固醇比重的增高，患胃癌的可能性亦相應上升。有研究者就葷素飲食與癌症關係，在兩個特殊的人群中做了 20 年回顧性流行病學調查。葷食組每人每日脂肪提供的熱量超過總熱量的 35％，而素食組少於 20％。結果是葷食組癌症發病率比素食組高 13 倍，葷食組肺癌、胃癌、肝癌、腸癌佔癌症總例數的 72％。

國外有多項研究顯示：多吃蔬菜和水果可預防胃癌。如國外有研究指出：多食新鮮蔬菜、水果、低鹽飲食，同時避免抽菸，能夠

減少 2 ／ 3 ～ 3 ／ 4 的胃癌的發生。新鮮蔬菜及水果含有豐富的維生素 C、維生素 E 和類胡蘿蔔素等抗氧化成分，增加這些物質的攝入與胃癌發病率呈顯著負相關。其原因可能與維生素 C、維生素 E 和類胡蘿蔔素等抗氧化成分能夠阻斷亞硝胺在體內合成，阻斷多環芳烴類的生成，甚至可以使已轉化的細胞逆轉，從而減少致癌物的生成有關，從而具有防癌作用。

洋蔥能降低胃中亞硝酸鹽含量，更重要的是洋蔥中含有一種櫟皮素的物質，為天然的抗癌物質。研究顯示，經常吃洋蔥的人，胃癌發病率比少吃或不吃洋蔥的人要少 25％，患胃癌的致死率也低了 30％。

山藥原名薯蕷，是物美價廉的補品，補而不膩，香而不燥。歷代醫家盛讚山藥為「理虛之要藥」。中醫認為其具有健脾補肺，止渴，益精固腎的功效。山藥熟食，有健脾益氣，補肺潤燥的作用，凡久病之後脾胃虛弱，倦怠乏力，食欲不振；肺氣虛燥，痰喘咳嗽，皮膚乾燥等症，皆可為滋補食療佳品。山藥食用，烹可為餚，蒸可為糕，多做甜食；還可以切片煎汁當飯；又可以研細，煮粥喝。

被喻為「抗癌核武器」的菌菇類，包括冬菇、香菇、金針菇等以及木耳，含有豐富的抗癌物質，能產生抗癌功效，不僅能控制癌細胞的發展，並能使已形成的癌細胞萎縮。

番茄也是抗氧化劑，特別其所含的茄紅素，能中和體內自由基，對於阻擊胃癌和消化系統癌症有幫助，對預防乳癌和前列腺癌也有效。

大蒜是公認的防癌食物，有明顯的抗癌功效。大蒜被形象地稱為「腸道的清道夫」，它可降血脂、提高免疫力、抗腫瘤。有研究指出，大蒜年攝入量與胃癌的發病呈明顯的負相關。食用生大蒜多的人群，胃癌發病率非常低。原因是大蒜能顯著降低胃中亞硝酸鹽含量，減少了亞硝胺合成的可能，因而有防癌效果。大蒜素不但能

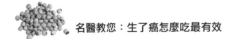

殺傷體外培養的胃癌細胞，而且可以抑制體內移植的胃癌，是一種較理想的干預胃癌發生的食物。

有研究發現，多吃花椰菜對防治食道癌、胃癌等也都有作用。

胡蘿蔔是被積極推崇的抗癌佳品，對於胃癌來說，它能夠調節細胞分化，防止胃黏膜變形、壞死，從而發揮防治胃癌的作用。

在抗癌水果中，草莓的作用位居首位。新鮮草莓中含有一種奇妙的鞣酸物質，可在體內產生抗毒作用，阻止癌細胞的形成。

「吃葡萄不吐葡萄皮」運用在飲食抗癌上也非常貼切。葡萄，尤其是葡萄皮中含有的花青素和白藜蘆醇都是天然的抗氧化劑，有抑癌的功效，可抑制癌細胞惡變、破壞癌細胞的複製能力。

6. 胃癌飲食準則

(1) 忌黴變、堅硬、粗糙、油膩、黏滯不易消化食物。忌菸、酒、煎、炸、煙燻、醃製、辛辣刺激性食物。少吃甜食、紅肉類。

(2) 可適當食用優酪乳、水果、深色蔬菜，花椰菜、高麗菜、大蒜、洋蔥、山藥、番茄、番薯、胡蘿蔔、白蘿蔔、白朮、紅棗、藕粉、鴨肉、帶魚等。

(3) 宜多吃能增強免疫力、抗胃癌作用的食物，如山藥、扁豆、大蒜、薏仁、菱、金針菜、蘆筍、茄子、海帶、香菇、蘑菇、靈芝、葵花子、黑木耳、奇異果、無花果、蘋果、鴨、豆腐、鯽魚、鴿蛋、優酪乳、海參等。

(4) 出現噁心、嘔吐時，可用清淡流質飲食，如牛奶、優酪乳、豆漿、生薑粥、藕粉、新藕加荸薺絞汁、萊菔子汁、綠豆湯、陳皮紅棗飲等，也可以用生薑汁加入湯藥中，或生薑塗舌上，有一定的止嘔作用。也可用銀耳湯、紅棗湯、白蘿蔔汁代點心用。也可選用柚子、橘子、枇杷、核桃、無花果、藕、梨、芒果、烏梅、蓮子等食物。

(5)腹瀉患者，可多選用低脂清淡的湯和粥類，如蘋果醬、米湯、生薑湯、魚湯、淮山藥芡實熬粥等。也可選用扁豆、楊梅、芋頭、栗子、石榴、蓮子、芡實等食物。

(6)胃癌患者接受化療後，往往會出現很多副作用，如胃口差、食欲缺乏等症狀，飲食應以健脾開胃、提高食欲、助消化為主，可給予水果（山楂、柑橘、葡萄、梨、奇異果、蘋果等）、白蘿蔔、山藥、薏仁、扁豆、優酪乳、酸棗、豆漿、酸梅湯等。也可選用具有益氣健脾助消化作用的中藥，如黨參、白朮、雞內金、麥芽、神曲等。

7. 胃癌食療方

(1)**薏仁粥**：薏仁 50 克，加入白米 150 克，煮飯或粥，適用於各類胃癌患者。

(2)**山藥粥**：淮山藥和熟薏仁各 100 克、芡實 50 克、蒲公英（洗淨，鮮 100 克、乾 20 克）、老紫草 30 克。取淮山藥、熟薏仁、芡實、蒲公英、老紫草同煮成粥。治療胃癌、腸癌見胃腸功能差，或電、化療後大便溏瀉，消化不良者。

(3)**薏仁紅豆湯**：薏仁和紅豆各 100 克。取薏仁和紅豆一起煮湯，早晚分食之。適用於胃癌手術、電療、化療後患者。

(4)**柏仁核桃**：核桃 2 個、榧子 3 個、側柏仁 30 克，搗碎水煎服，用於化療後脫髮患者。

(5)**石斛粥**：石斛 200 克，煮藥取汁，以汁煮粥，適用於胃癌術後或未手術而口乾、惡熱者。

(6)**高麗菜汁**：高麗菜洗淨，以冷開水沖洗，稍乾，將高麗菜榨汁，每日飲汁 2 ～ 3 次，每次 50CC，用於胃癌時有胃痛者。

(7)**白花蛇蓮粥**：八月箚、白花蛇舌草、半枝蓮各 30 克，共煎藥取水，以此水煮飯，適用於胃癌未能切除者。

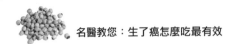

(8) 芡實栗子蓮肉羹：栗子、芡實和蓮肉各 100 克，共煮成羹，作為點心食用，適合於胃癌康復期患者。

胰臟癌：大半是吃出來的病

胰臟癌讓人聞之「色變」，被國際外科界列為「21 世紀的頑固堡壘」、「癌中之王」，是一種極為凶險、高度惡性的消化道腫瘤。近年來，隨著人們生活水準的不斷提高，飲食結構向高蛋白、高脂肪、高膽固醇、低纖維素方向改變，胰臟癌的發病率在不斷增高。有調查資料顯示：胰臟癌發病率原來僅佔常見惡性腫瘤的 1% 左右，而現在卻已成為許多國家腫瘤發病率近期升高最快的惡性腫瘤之一。而且這種凶險的疾病正日益呈現年輕化的趨勢。胰臟癌發病的高峰年齡段整整提前了近 20 歲，由 10 年前的平均 60 歲提前至現在的 40 歲左右。

1.「癌王」專找「成功人士」

何裕民教授從事癌症治療近 30 年，他接診的胰臟癌患者不下千餘例，對胰臟癌的治療頗有心得。從長期與患者的接觸中，何教授發現一個鮮明特點：

胰臟癌在 CEO（企業首席執行官）中易見，或者說相當多的事業成功人士在不知不覺中，被凶險的胰臟癌所擊中。

何教授分析其緣由，主要有兩方面因素：第一，企業家、企業高層管理者壓力很重，不會輕鬆。第二，由於工作原因，他們應酬頻繁，菸酒、肉食自然少不了。胰臟作為重要的消化器官，反覆受肉類食物刺激，可刺激其增加分泌量，久而久之，胰臟容易受累。壓力是心理因素，應酬是飲食因素，兩者都會導致癌細胞生成和增長的加速。所以，導致胰臟癌的高發生率了。

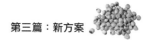

2. 甲魚斷送了性命

人們常常以訛傳訛，誤認為癌症患者是體虛，需補，而補食野生甲魚最好。其實，此言大謬也。我們在臨床上遇到過許多例胰臟癌患者，因攝入過量這些食物後誘發胃脘（胰臟）痛，甚至2～3小時後出現黃疸而病情惡化的。這方面的教訓太深刻了。

何教授經常說起一個典型的案例，也是引起他注意這一問題的導火線。

1997年有一個患者，這個患者的名字到今天何教授都記得很清楚，是個70歲左右的男性，人高馬大的，生了胰臟癌。在何教授那裡控制得很好，已經2年多了。結果有一天，在外地的女兒給他帶來兩個甲魚，一個甲魚二斤四兩（1200克），一個二斤八兩（1400克）。當天晚餐先把二斤八兩的燒了吃了，當晚八點肚子疼痛急性發作，兒子第一時間求助，何教授建議趕快就近送進醫院，結果第二天黎明去世了。

筆者曾遇到這樣的實例。

一位男性胰臟癌患者，家人給他吃甲魚、鴿子等大補之物，後來病情不僅沒好轉，反而迅速嚴重。有位老太太，看年齡快80歲了。老太太有一女兒不幸患了胰臟癌，做母親的心疼自己的孩子，到處給女兒買補品來補，光吃補品就花了好幾萬。老太太還請人到鄉下抓野甲魚給女兒吃，結果女兒病情不僅沒見好，反而越來越嚴重。所以說，甲魚亂補不得！

吃甲魚吃出問題來的，不僅僅是胰臟癌，也包括其他癌症，特別是消化道腫瘤，幾乎每年都會有不下幾十病例因此而出了大問題。所以，不能貪嘴。

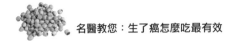

從現代認識來看，這類食物刺激了消化生理機制，短期內誘使膽道和胰臟分泌亢進。因癌腫關係，局部本身又存在著某些不暢通，以致誘發胰體分泌的消化酶自體消化或梗阻，促使病情驟變，趨於惡化。因此，對於這類患者，飲食調整是關鍵。

3. 大閘蟹似毒蠍

眾所周知，很多人很喜歡吃大閘蟹。筆者跟隨何教授門診時，聽何教授說過，秋風起的一段時間，某一天門診，上午竟然有 4 位患者（胰臟和消化道腫瘤）先後述說，都是吃螃蟹出現了疼痛等的問題。

何教授有一位胰臟癌患者，一直以來飲食嚴格控制，在何教授門診中藥調理，康復得很好。突然一個晚上被送進醫院急診，醫生做了一個緊急處理後雖然有所好轉了，但所有的檢查醫生都對他做出一個非常悲觀的預測，說你這個胰臟癌區劇烈疼痛，指數也不好，肯定是復發了。因為該患者一直是何教授的患者，所以何教授去看他。和患者一樣，何教授也想不通，患者本來一直恢復得很好的，怎麼就復發了呢？然後何教授細心地問了患者的助手，他的助手回答，昨天有朋友請他吃飯，他一口氣就吃了兩個大閘蟹。何教授明白什麼原因導致復發的了。得到這個線索以後，何教授就直截了當告訴他，你這次急性疼痛發作，以至於送急診，就是因為那兩隻大閘蟹。患者一開始還完全不承認，何教授就搬出香港名藝人「肥肥」沈殿霞，她也是胰臟癌，就是一口氣吃了好幾隻大閘蟹後再也沒有救回來。這個患者對助手說，今後再也不敢亂吃了。

螃蟹是高蛋白質食物，更不要說它是寒性的，高蛋白很容易引起膽汁和胰臟分泌急速劇增，本身消化道有病變的很可能引發消化

道疼痛，最後可能送命。

4. 胰臟癌，總以清淡為宜。

根據我們的觀察，也是何教授長期經驗得到的結論，胰臟癌患者飲食一定要以清淡為宜，少量多餐，油膩之物一定要控制，盡可能不要一次性加重胃腸、胰臟的負擔。

何教授有一位胰臟癌患者，此人當時手術失敗，腹部手術切開後又縫合。患者當時年齡 67 歲左右，由於是一位家庭主婦，沒有很高的學識背景。醫生瞞著她說，是胰臟炎，其實她是胰臟癌周邊有淋巴轉移，但肝臟功能還是可以的，無法手術也沒有化、電療，以後就一直使用中醫治療。由於她本人不知道病情，所以沒有太多顧慮，當腹部出現脹氣、疼痛這些症狀改善了以後，她的情況恢復得特別好，三、四年時間非常健康。這樣五年後一次她去過春節，期間跟幾個老姐妹們一起爬山遊玩，都非常開心。但乘火車回來時，買了粽子，她把何教授給她的告誡忘了，當時就吃了一個冷粽子，然後就悶著不舒服了。回到家裡後開始腹瀉不止，疼痛加劇，至那以後，她的腸胃一直沒有再舒服過，再調理也沒用。何教授當時的解釋是：既油膩又冷的食物，使得腸道梗阻加劇，並誘發了局部的胰臟炎。

其實，胰臟是分泌各種消化酶的，特別是蛋白酶，蛋白質攝入一多，就刺激胰臟應激性地大量分泌。但這些患者本身相關組織結構有異常，胰管可能有問題，而胰和膽道在壺腹部常是共用開口的，因此，輕者可能誘發疼痛，重者誘發黃疸。

有研究顯示，總脂肪（特別是飽和脂肪酸）、膽固醇以及過多的從脂肪中獲得熱量與胰臟癌發生呈正相關。有人透過膳食分析也發現，隨著食肉量增加，胰臟癌的死亡率也增加，但對水果、蔬菜

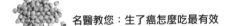

和穀類卻沒有得到一致性的結果。筆者在博士期間的研究也提示：高脂肪、高膽固醇類食物，如甲魚、肥豬肉、牛肉和羊肉等對本病具有危險性。而增加新鮮蔬菜和水果攝入，攝取營養均衡的飲食，並注意保持正常體重，則可降低胰臟癌危險性。

世界癌症研究基金會和美國癌症研究所聯合出版的《食物、營養與癌症預防》一書中詳細記載了飲食與胰臟癌關係的研究結果：

富含蔬菜和水果的飲食很可能減少胰臟癌的危險性，植物性食品中的膳食纖維和維生素 C 可能有保護作用。而紅肉（豬肉、牛肉、羊肉）、富含膽固醇和高能量的食物可能增加危險性。

所以，非常重要的原則，本病在治療及康復期間的患者，飲食總體以清淡為宜，以易消化的食物為主，不可過食過飽，尤其對高脂肪、高蛋白類的食物，如甲魚、蟹和蝦等都要謹慎，對牛羊肉等富含動物脂肪的食品，也應慎重食用！

5. 胰臟癌飲食準則

1.避免食用油炸、煎、烤的食物，主要採用以清蒸、清燉等以水為介質的烹調；不吃黴變、變質的食品；避免辛辣刺激、醃製的食物。

2.手術後患者要根據病情和手術中的情況，來確定採用何種飲食。一般情況，手術後 3 天內禁食禁水，主要透過周圍靜脈營養和中心靜脈營養來維持機體的生理需要。當排氣後，可適當吃些無油全流質食物，如米湯或蔬菜汁等，刺激胃腸道，待胃腸道逐步適應後，根據病情再改為低脂半流質或低脂食物。

3.出現脂肪痢時，可選用清淡素流質、少油無渣軟飯，如山楂加紅糖湯、葡萄汁加紅糖、山藥粥、淮山藥芡實熬粥、蘋果泥、胡蘿蔔泥、麵湯等。

4. 多吃新鮮蔬菜水果，多選擇粗糧，如全穀類、番薯、玉米、小米、豆類、豆漿、花椰菜、高麗菜、大蒜、洋蔥、山藥、番茄、蘿蔔等，一旦消化功能有所恢復後，可適當少量地吃些鴨肉、海魚、黃鱔等，但仍以清蒸、清燉等烹調方式為宜，且應該盡可能地撇清湯麵上的浮油等。

5. 出現白血球和血小板下降者，可少量食用有助於升高白血球的食物，如黃鱔、泥鰍、瘦肉、紅棗、核桃和花生等。

6. 貧血時，以食補為重，以易於消化、吸收的食物為主，切忌過於肥膩。可適量食用花生、豬肝、紅豆、魚、瘦肉、熟地、紅棗、鵪鶉蛋、里脊粥、藕粉糯米粥、木耳紅棗湯等。人參、黃耆等益氣中藥，也有一定的保護骨髓、提高血細胞的功能。

6. 胰臟癌食療方

(1) **山渣汁**：對於各類胰臟癌患者，可用生山楂 30 克，煎水代茶飲。

(2) **海帶**：可用海帶做菜餚，亦可煎湯代茶飲。

(3) **桑菊枸杞飲**：桑葉、菊花、枸杞子各 9 克，決明子 6 克。將上述四味藥用水煎熟，代茶飲，可連續服用。有清肝瀉火、利胰臟的作用。

(4) **紫草煎**：紫草根 30 克，將紫草根煎熟即成。每日 1 劑，此膳可清熱解毒、涼血抑瘤。

(5) **淡豆豉瘦肉紅棗湯**：淡豆豉和瘦肉各 50 克、紅棗 7 顆、清水 9 碗。將淡豆豉、瘦肉、紅棗放入水中，煎 6 小時後剩 1 碗時即成。每日 1 次，每次 1 劑，可連服 3 個月，具有清熱解毒、活血作用。

(6) **山楂香蕉飲**：山楂和香蕉各 20 克、紅棗 50 克、紅糖 15 克。將上述山楂、香蕉和紅棗加水 1000CC 共熬成汁，加紅糖調味服食。本膳尤其適用於胰臟癌食欲減退者，並有腹痛、嘔吐時更為適合，

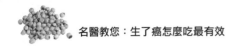

有消化道潰瘍者不宜飲用。

肝癌：不會吃，就無法康復

　　肝癌是世界上第六位最常見的癌症，在中等和低收入國家中較為普遍。2013 年公布的 2012 年癌症十大死因，肝癌名列第二，多年來始終位居前五名之內，肝癌引起的死亡約佔全部癌症死亡的20％。

　　肝癌與吃的關係密切。根據美國著名腫瘤營養學家坎貝爾教授在所進行的權威而嚴謹的研究結論顯示，肝癌的高發與飲食不當休戚相關；肝癌的治療與康復，同樣與吃有關。可以說：不學會合理、科學的吃，肝癌患者就無法獲得長期而真正的康復。

1. 黃麴毒素是「元凶」

　　據資料統計，江蘇啟東居民每死亡 5 人中，就有 1 人為癌症；3 個癌症患者中就有一個是肝癌。

　　啟東為什麼肝癌發生率高？這裡面有很多因素，其中食品中的黃麴毒素是危險因素之一。有研究發現，1990 年代的時候，啟東是以玉米為主食的，那時家家戶戶都吃玉米。因為啟東氣候潮濕，容易造成玉米發黴；結果，人吃了黴變的玉米就增加了致癌的機會。當地研究機構曾透過實驗證實，用含黃麴毒素的黴玉米餵飼鴨子，結果 33.3％誘發肝癌；白鼠實驗肝癌的誘發率為 66.7％。

　　黃麴黴素的毒性很強，其中黃麴毒素（AFB1）的毒性和致癌性最強，比氰化鉀大 100 倍。黃麴毒素污染可發生在多種食品上，其中以玉米和花生的污染最為嚴重。中國南方高溫、高濕地區，一些糧油及其製品容易受到黃麴毒素的污染，這是導致啟東等地肝癌高發的原因之一。

　　黃麴毒素具有耐熱的特點，裂解溫度為 280℃，幾乎不溶於水。大家知道，我們家庭的烹調食物溫度，一般不會達到 280℃的高溫。

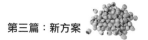

也就是說，當糧油作物發生黴變時，透過一般常用的洗滌烹調方法是難以祛除其所含的黃麴毒素的。

因此，在控制黃麴毒素污染方面，防止糧食黴變和改變主食結構是主要的措施。當家庭中發生花生和糧油等作物出現黴變的情況，一定要放棄食用。

2. 高蛋白質膳食是誘發因素

飲食與肝癌的關係一直引起人們的關注。飲食過於肥甘，吃得太好，高蛋白質膳食也是肝癌的促發因素。

《健康調查報告》的作者坎貝爾教授進行了長期的疾病與膳食關係的調查。由於受到成長環境的影響，坎貝爾教授曾是個肉食主義者，年輕的時候非常喜歡吃肉。在坎貝爾教授從事研究的過程中，無意中接觸到一些研究課題後，他慢慢開始改變了他的飲食觀。其中，還發生了一些有趣的故事。

1960 年時，菲律賓兒童的營養缺乏，作為學者，坎貝爾教授參與了菲律賓兒童營養救助計畫。結果意外地注意到幾個不尋常的現象：他發現當地花生被黃麴毒素嚴重污染。

黃麴毒素是導致肝癌的強效致癌物，所以菲律賓兒童死於肝癌的比例非常高。當時，在西方國家中，一般肝癌的患者大多都是在 40 歲以後才發病。可是他們見到的菲律賓最小的肝癌手術案例，還不到 4 歲，這非常令人震驚！但比這個更令人震驚的是當坎貝爾教授深入去觀察：到底是哪些兒童最容易患肝癌時，他發現了一個更驚人的結果：來自於富裕家庭，動物性蛋白質吃得比較多的兒童，罹患肝癌的比例比較高。

這個觀察與當時人們普遍的想法是完全矛盾的。當時很多人認為，肝癌是因為蛋白質攝取不足，加之營養不良；然後又吃了許多

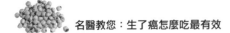

的致癌物，比如黃麴毒素，才會得病。營養很好，怎麼會得肝癌呢？坎貝爾教授發覺菲律賓臨床觀察的結果卻正好相反。同時，他正好看到一篇印度研究團隊的研究報告，試驗結果與他自己在菲律賓所見現象（富裕的兒童罹患肝癌的結果）不謀而合！

從此，坎貝爾教授進行了深入研究，最後發現：富營養化、動物性蛋白攝入過多，是誘發肝癌的因素之一。對於動物性食物攝入過多致肝癌的結論也得到了更多其他證據的支持。

有研究者測定了 74 例肝癌患者和 27 例健康對照血清維生素 C、維生素 E、三酸甘油酯、膽固醇、高密度脂蛋白、低密度脂蛋白、丙二醛的濃度。發現肝癌患者血清三酸甘油酯、膽固醇、低密度脂蛋白和丙二醛濃度升高；維生素 C、維生素 E 和高密度脂蛋白含量則降低。這也說明高蛋白、脂肪類食物攝入增加而含維生素 C 較多的蔬菜和水果攝入不足，與肝癌的發生有所相關。

3. 酒精：肝癌的罪魁禍首

《黃帝內經》提出，飲酒應適可而止，切不可「以酒為漿」。肝癌患者中，男性患者幾乎無一例外都是好酒的，且往往是烈性白酒。酒精對肝的損傷是非常明確的，可以說酒精性肝損傷是肝癌高發的最主要原因之一。酒精性肝癌患者一般都有 B 型肝炎病史，B型肝炎病史加上酒精傷肝，加重了肝癌的發生發展。

2009 年筆者有一次舉辦講座，中午吃飯時，一位挺高大的男士突然來到席間，連聲說：「打擾了，打擾了！」在座一同吃飯的其他朋友告訴筆者，該男士姓崔，35 歲，是肝癌患者。

崔先生拿出自己的檢查報告，表示自己是左肝癌，有長期 B型肝炎、肝硬化病史。崔先生還告訴筆者，醫師已幫他安排下週就準備進行手術。他父親也是左肝癌後來被切除，現又在右肝發現了病灶陰影。崔先生憂心忡忡的對筆者說：「我這個病肯定是

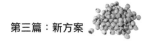

遺傳我父親的，我擔心自己將來也會出現父親這種情況，您看會這樣嗎？」

患者一副恐懼，甚至絕望的表情！對此，完全可以理解。當時，筆者問他：「你平時經常飲酒嗎？」他回答說：「是的，我一直好酒，而且喝得挺厲害的。」筆者告訴他：「這個病，從你父親的患病情況來看，雖不排除有一定的遺傳可能，但關鍵還是後天生活方式問題。如果你不大量喝酒，可能你就不會生肝癌？即使生了癌，或許也不是 35 歲生癌，而是 65 歲，或 75 歲才會生。35 歲與 75 歲生癌，你說哪個危害更大？」

還有一案，筆者也記憶深刻。

有一位患者體檢懷疑是肝癌，癌腫大約有 6 公分，因為症狀不明顯，所以患者並沒有覺察，但腫瘤醫院已經基本確診了。患者女兒來諮詢筆者關於她父親飲食等的問題。她父親 50 多歲，女兒說父親在企業是個高級主管，平時工作壓力很大，飯局是家常便飯，應酬飲酒更是司空見慣，明知酒傷身，常常也不得不喝。用他父親的話說：人在江湖，身不由己啊！

這句話或許也道出了當下很多在職場上打拚，因酒過量而倒下的人的心聲。當然其父親肝癌的發生，有很多因素的作用，但是我們不可否認其肝癌的發生，工作量重、壓力大，再加之過量飲酒對肝損傷的影響。

所以說，生活方式對癌症的發生與發展影響很大。我們有很多理由可以說明，癌症是一種不當生活方式引起的疾病，透過健康的生活方式完全可以減少癌症的發生。

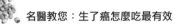

4. 水源污染：潛在的危險

水源污染主要是由於自然界影響或人類活動造成的，如土壤及表層中的有害礦物質溶入水體中；工業、農牧業、養殖業和生活污水的直接排放等。水源污染在世界各地的情況已越來越嚴重，「水污染」已經成為世界各國最主要的水環境問題。

飲水污染對肝癌高發所起的作用，也經常被人提及。有研究認為：飲水污染可能與 B 型肝炎病毒感染和黃麴毒素形成三個環境因素組合而具有致癌作用。

5. 肝癌飲食準則

(1) 肝癌患者機能消耗大，平時應適當注意補充蛋白質、維生素、礦物質；但切忌短期內大量食用高蛋白質食物，以防血氨濃度急劇上升，造成肝昏迷。

(2) 肝癌患者肝損明顯，解毒功能下降，要嚴格禁菸、酒和辛辣食物。

(3) 有黃疸時禁脂肪和油膩食物。腹腔積液時，要限制鹽的攝入。

(4) 併發食道和胃底靜脈曲張時，食物忌粗糙、堅硬，不宜過燙。慎食芒刺較多的魚類（如草魚、鯉魚、鯽魚）和其他帶刺食品，以防芒刺劃傷曲張的靜脈，造成消化道出血；此時，少刺的魚類，包括一些海魚，仍可食用。一旦恢復後，草魚、鯉魚、鯽魚等仍可食用。

(5) 重型肝炎患者食欲差，腹脹明顯，飲食應以流質、半流質為主，例如蔬果汁、優酪乳、豆漿等，也可適當服用多酶片、酵母片等，以助消化。也可選用健脾消脹的食物，如可用白蘿蔔、蘿蔔汁、雞內金、橘皮、山藥粥、白蘿蔔加白米稀粥、萊菔子粥、莘薺豬肚羹等。

(6) 肝癌患者禁食羊肉、黴變食物、昆蟲山產、生魚等。盡量少

吃甜食、牛奶、貝殼類海產品等。

(7) 可多食橘子、鳳梨、蘋果、紅棗、花椰菜、大蒜、洋蔥、黃瓜、菠菜、薺菜、番茄、番薯、蘿蔔、黃鱔、豆漿、菌菇類、薏仁、陳皮、茯苓、七葉膽等；有腹水的可多喝魚湯、冬瓜湯等；有燥熱的則可喝綠豆湯、枸杞菊花茶等。

6. 肝癌食療方

(1) **糖醃佛手**：新鮮佛手，或加新鮮香櫞，切成小片，以糖醃漬1週後食用。用於肝癌有噁心、嘔吐者。

(2) **草頭蘑菇湯**：對於肝癌上腹飽脹者，可用蘑菇250克煨湯，即將熟時，放入100克草頭，煮熟即可食用，此方具有健脾消食、順氣除脹的作用。

(3) **山楂**：對於肝癌上腹脹、厭油膩或有肝區疼痛者，可用山楂去皮和核，切成小丁，煮爛、稍加糖食用。

(4) **生首烏核桃羹**：生首烏400克、核桃肉100克。生首烏與核桃肉皆打成細末拌勻即可。每日1次，每次20克，睡前用溫開水送服。具有養血滋陰、潤腸通便功效，適用於肝癌便祕者。

(5) **山藥扁豆粥**：淮山藥30克、扁豆10克、白米100克。將山藥洗淨去皮切片，扁豆煮半熟加白米、山藥煮成粥。早、晚餐食用。具有健脾化濕的作用，用於晚期肝癌患者脾虛泄瀉等症。

(5) **黃耆黨參粥**：黃耆、黨參各50克，煎汁，以藥汁煮粥食用，用於肝癌術後體虛或電療期間體虛乏力者。

(6) **絲瓜**：對於肝癌黃疸而有搔癢者，可用絲瓜絡50克，煮水飲用，同時用絲瓜絡輕擦患者搔癢的皮膚；或者用鮮生薑切成薄片，用此薄片輕擦皮膚。

(7) **豆豉**：生石膏250克，加水煮沸，以此水煮豆豉25克，至水乾，食豆豉，用於肝癌發熱、惡寒而不出汗者。

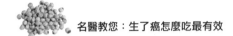

(8) **藕汁燉雞蛋**：藕汁 30CC、雞蛋 1 個、冰糖少許。雞蛋打開攪勻後加入藕汁、少許冰糖稍蒸熟即可。此方具有止血、止痛、散瘀作用，肝癌有出血者可用。

🍚 腸癌：過食肥甘是禍根

結腸癌與直腸癌可統稱為腸癌，尤其是都市地區，它們的發病率近幾年來明顯上升。根據十幾個城鎮的普查資料顯示，都市特別是大都市，大腸癌的發病率明顯高於小城鎮和鄉村。在都市中，體力活動少的人群發病率又高於體力活動多的人群。有人宣稱，在「西方化」的國家中，70 歲以上的人有一半以上會出現各種類型的大腸腫塊，其中，20％會發展成惡性腫瘤。

1. 腸癌：饕餮者易被纏上

從各個國家對腸癌病因學研究結果看，腸癌發病 83％是由飲食及環境因素所決定的。其中飲食因素又至為關鍵。主要誘因就是高脂肪、高蛋白質、高熱量、低膳食纖維的西方膳食模式。為什麼西方已開發國家腸癌發病率高？其主要因素就是飲食過於肥甘。

據此，有人認為吃得越好（指動物食品吃得多），越容易得腸癌。也就是說饕餮（貪食、好吃）者易被腸癌纏上。

有研究人員曾經比較了世界上 32 個國家的環境因素和癌症發病率的關係。他們發現結腸癌和肉類食品之間的關聯是癌症與膳食因素間最具代表性的關聯之一。

有一位腸癌患者，50 歲，是當地一鄉鎮的鄉長，患癌前體重有 100 多公斤。2011 年 3 月開始大便習慣改變，不成形，次數增多，當時他覺得自己身體很好，沒得過什麼毛病，能吃能喝，幾乎天天應酬，怎麼可能有問題呢？

2011 年 10 月，他大便開始出血。到醫院用腸鏡一檢查，是

乙狀結腸癌。後來接受腸癌改道手術，又接受電療和化療，生活上也不方便，痛苦不堪。他懊惱地對筆者說：「以前自己天天應酬，菸酒不斷，總覺得自己身體很好，沒重視健康問題。本來，我有機會被繼續提拔的。現在得了這病，就別指望了，都是這病給害的。」其實，是他自己害了自己，肥胖、應酬太多、好吃酒肉，才導致了腸癌。

從這個案例也看出，時下很多人對健康不重視，總覺得癌症離自己很遙遠，自己身體很好，而忽視了一些癌症的早期信號，等到健康出現了問題，再來救治，為時已晚矣！

人們常說：健康是「1」，財富、地位、名譽只是這個「1」後面的「0」，沒有健康這個「1」，後面再多的「0」也無意義，就像一名劇所說：「天下最後悔的事，是人死了賺的錢還沒花完」一樣。

2. 補品：常會「雪上加霜」

很多患者在對於腸癌的飲食上，也有認識上的盲點。

有一位女性告訴我，她丈夫是直腸癌，接受了化療，病情控制得不好。還有血脂高，體型偏胖，現在胃口不好。她問我：「別人送了很多補品，其實，對於這些補品，我們也搞不懂它們有什麼作用，不過補品嘛，總覺得肯定是補的！扔了也可惜。所以就給他吃了，怎麼吃了後體力可以，但癌症卻這麼難以控制呢？補品到底能不能吃呢？」

其實，答案一目了然。腸癌本即營養過剩引起，再給予補品補充，不是火上澆油嗎？怎麼能夠幫助控制病情呢？

遺憾的是，目前社會上，像這樣對疾病本身不瞭解，盲目進補的人不在少數。因此，要預防腸癌，幫助患者康復，必須降低膳食中脂肪的攝取，少用補品。

3. 膳食纖維是個寶

現在人們患病之後，往往都是透過食用肉類、蛋、奶等動物性食物來補充營養的，很少有人認為蔬菜和水果也是營養物質。

之所以會有這樣的現象，是因為過去我們很窮，動物類食品嚴重不足，營養不良佔多數，以至於人們形成了這樣的錯誤認識：蛋白質對人體很重要，肉類含有很多蛋白質，要補充蛋白質，就要多吃肉。人們相信蛋白質是肉類食品的「營養核心」。所以肉類已經成為很多人飲食中蛋白質的主要來源。而且早在 19 世紀，人們就把蛋白質相當於肉類的代名詞。這種觀念上的聯繫對人類思維的影響長達一百年以上。其實，此見大謬也！不僅如此，這種根深柢固的錯誤觀念及習慣，給我們的健康帶來了非常消極的後果！

最新的權威研究表示：對於都市裡的癌症患者，如腸癌、乳癌等，可以說吃肉不是補，而是害！多吃蔬菜水果也許會救你的命。

蔬菜和水果含有大量的膳食纖維，膳食纖維的作用現在越來越得到人們的認可。儘管膳食纖維不易被消化，但對健康卻居於關鍵地位。膳食纖維能把體內的水分帶到小腸中，促進胃腸蠕動。消化不了的纖維有點像黏稠的紙，在進入小腸的過程中，會沿途吸收有毒有害的化學殘留物質，而這些殘留物質有可能是致癌的。如果人們每天攝入的纖維量不足，就會患上便祕、痔瘡、靜脈曲張，甚至腸癌等。有研究報導：食物通過大腸的時間，與腸癌的發病率是息息相關的。通過時間短，腸癌的發病率就低。也就是說：大便暢通，腸癌的發病率低。當膳食以植物性的食物為主，充滿著高纖維的成分時，殘留物就容易被身體排泄。而如果我們的膳食以動物性食物為主，缺少膳食纖維，就會延長食物通過大腸的時間，加重腸道的負擔。

因此，在食譜裡應該加重蔬菜和水果的比例，適當減少高蛋白

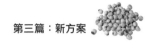

質、高脂肪等食品，對於腸癌患者，這尤其重要。

4. 腸癌患者健康食譜

　　既然高脂肪、高蛋白質和少纖維（粗糧、蔬菜和水果是高纖維食物）的飲食結構容易使人得大腸癌，那麼什麼樣的食譜是腸癌患者的健康食譜呢？

　　美國農業部 1992 年推出食物「金字塔」，塔底由各種穀物、麵食、米飯組成，塔的中部是蔬菜和水果，塔上部是肉類、家禽、水產品、蛋類、豆類和乳製品，塔尖是高脂食物，他們認為這樣的食物結構有利於防治腸癌，這種食物結構正是亞洲國家，1980 年代以前代表性的日常食譜。

　　因此說，從防癌抗癌這個角度出發，保持傳統的飲食結構就是「健康食譜」。

5. 腸癌飲食準則

　　(1) 慎食辛辣助濕熱之品，如花椒、胡椒和桂皮等。

　　(2) 禁菸、酒、鹽醃、油炸等食物，少吃紅肉、加工過的肉類、貝殼類、甜食、動物內臟等。

　　(3) 可多食具有抗腸癌、增強免疫作用的食物，如核桃、薏仁、玉米、芋頭、無花果、菱角、蘆筍、胡蘿蔔、番茄、甜杏仁、刀豆、扁豆、花椰菜、高麗菜、大蒜、洋蔥、番薯、山藥、鯝魚、黃魚、海參、菌類、菇類、藻類、優酪乳、水果、木耳、銀耳等。

　　(4) 有便血者，應給予少渣高蛋白、半流質飲食。便祕者，宜多飲水，可適當食用一些能潤腸通便的食物，如蜂蜜、香蕉、葉類蔬菜、水果、麻仁粥、芝麻粥、番薯粥等。

　　(5) 多吃具有減輕化療副作用的食物，如奇異果、無花果、蘋果、橘子、綠豆、紅豆、黑大豆、薏仁、核桃、香菇、絲瓜等。

6. 腸癌食療方

(1) **馬齒莧綠豆湯**：馬齒莧 500 克、綠豆 100 克。將馬齒莧和綠豆洗淨，加清水 1000CC，急火煮沸 5 分鐘，小火煮 30 分鐘，濾渣取汁，分次飲用。可清利濕熱，主治大腸癌屬濕熱下注型，症見小便短赤、身重疲乏、腹部脹痛、便中夾血、舌苔黃膩、脈濡數等。

(2) **木耳銀耳粥**：黑木耳、銀耳各 20 克，白米 50 克。黑木耳、銀耳和白米洗淨同煮粥，可滋陰補腎，主治大腸癌屬肝腎陰虛型，症見腹部脹痛，腰膝痠軟，形體消瘦，五心煩熱，頭昏耳鳴，盜汗口乾，舌質紅或絳，舌苔少或無，脈細數等。

(3) **木耳金針烏雞飲**：黑木耳 15 克（水發），金針菜 30 克，烏骨雞 1 隻（約 500 克）去毛及內臟。先將烏雞燉 1 小時，再放入黑木耳、金針菜，燉至各物爛熟，入少量鹽及調味品，佐膳食用。主治腸癌屬肝胃陰虛型，症見腹部隱痛，可觸及腫塊，大便乾結如粒狀，口乾口苦，納呆或有嘔吐，舌質紅，脈細數等。

(4) **豬血鯽魚粥**：生豬血 200 克，鯽魚和白米各 100 克。將鯽魚除鱗，去腸雜及鰓，切成小塊，和豬血、白米煮粥食用。每日 1 ～ 2 次。適用於大腸癌屬氣滯血瘀型，症見腹脹刺痛，腹塊堅硬不移，下痢紫黑膿血，裡急後重，舌質紫暗或有瘀斑，舌苔黃，脈澀或弦澀等。

(5) **薏仁扁豆粥**：薏仁、扁豆與白米煮成粥或飯食用，可用於腸癌術後身體虛弱或大便溏薄者。

(6) **酸梅湯**：烏梅 250 克，加入乾薑 20 克、黃連 15 克、木香 10 克、冰糖適量，煮成酸梅湯飲用，適用於腸癌有便血、腹痛者；也可在煮粥將成時放入薺菜，成薺菜粥食用，此方用於腸癌便血或手術後。

(7) **柿餅粥**：柿餅 3 個切成小塊，放入糯米粥中煮食，再加入少許冰糖。適用於腸癌大便次數多、便血及體質虛弱，經常盜汗者。

乳癌、卵巢癌：肥胖不是好事情

乳癌是世界上女性最常見的癌症，隨著工業化和都市化的進程，以及早期檢查的大量開展，乳癌發生率（發現率）正快速增加。可以說，乳癌是現在世界各國都市女性中最致命的「健康殺手」之一。卵巢癌的情況類似於乳癌，其發病率近年來在大都市中也在快速上升中。兩者都與飲食、肥胖及雌激素升高等因素有關。

1. 飲食難逃瓜葛

儘管乳癌、卵巢癌的病因至今還不十分清楚，但有許多證據說明飲食因素與這兩種癌症的發病有著明顯的關係。

何教授有一位患有乳癌多年的網友，主治醫生曾不止一次地提醒她，不要吃牛羊肉等高熱量食物，少吃海鮮、螃蟹等。看了何教授的有關文章後，她短時間深刻地反省自己。但在 2008 年 3 月復發前幾個月，她曾一口氣吃了 8 隻螃蟹，並在冬日的休閒中經常和朋友們去吃涮牛羊肉。於是，再次復發轉移了，腫瘤指數高升幾十倍。2009 年發病前的 2 月份，又值冬春的季節，好了傷疤忘了疼的她，一週內又 2 次吃涮牛羊肉，且狂吃；回到家鄉後，朋友又請她吃蟹黃包子，於是幾十天內腫瘤指數高升，而腫瘤指數的高升就意味著癌細胞重新裂變的開始。

乳癌的高發生率，與高脂肪、高蛋白質的動物性食物攝入越來越多有明顯的關係。故流行病學專家提出警告：

如果我們不降低飲食中動物性食物的攝取量，乳癌的發病率還會繼續飆升。

美國一直以來是乳癌發病率很高的國家。有研究發現：移居美

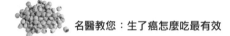

國的日本人改用美國的飲食後，乳癌的發病率隨之明顯升高，逐漸與美國人水準接近。也有研究報導：東方人到歐美國家後，飲食結構和方式逐漸和當地趨同，乳癌的發病率也開始接近於歐美國家。

卵巢癌的情況也類似於乳癌。為什麼移民後，基因沒有改變，而乳癌的機率大幅度升高，幾乎跟美國的女性差不多呢？飲食因素的改變就是罪魁禍首！

我們比較一下中國、日本和美國的飲食差異，不難瞭解食物譜與疾病譜的對應關係。相對於美國，中國、日本都是以植物性食物為主的國家；在日本，食物中脂肪提供的熱量佔總熱量的比例為10％～15％；而在北美洲，這個比例增加到40％。因此，人們得出一個結論：遺傳因素並不是患乳癌的主要決定因素，後天生活環境的改變，高脂肪和高蛋白的西方膳食結構，才是導致乳癌／卵巢癌發病率增加的主要因素。可以說乳癌（也包括卵巢癌）也是一種與高脂肪飲食及高營養狀況密切關係的疾患。

近30年來，亞洲的情況發生了根本性改變。隨著亞洲國家經濟情況的改善，這兩種癌症的發病率也直線攀升。例如，1990年代末乳癌的發病率幾乎比1980年代末上升了一倍！現在，這兩種癌症都已成為世界各地都市女性的高發癌症了。而促使發病率快速攀升的主要因素之一，就是膳食結構的快速改變——高脂肪、高蛋白質化！

2. 肥胖者此類癌症高發

俗話說：「一胖百病纏。」肥胖對人們健康的危害，早已人盡皆知。它不僅會成為心腦血管疾病的「導火線」，更是引起人類致命殺手「癌症」的直接誘因。國際抗癌聯盟2009年發布研究結論說：「肥胖與酗酒是癌症的元凶。」因此，控制肥胖是防範癌症的關鍵！

2003年世界衛生組織和世界糧農組織發布的《膳食、營養與慢性病預防》的專家報告中，就明確提出了膳食和生活方式因素與肥

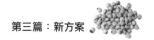

胖、Ⅱ型糖尿病、心血管疾病、骨質疏鬆、癌症發病危險性相關關係的證據，這個資料尤其提到人們要控制體重。

《新版指南》指出：

肥胖女性比肥胖男性患惡性腫瘤的危險更高，即胖易致癌。有充分的證據顯示，身體肥胖度較高可以導致乳癌（絕經後）和子宮內膜癌等。

國外的研究明確提示，這兩種癌症，特別乳癌，肥胖者更容易罹患。

有一位乳癌患者，35 歲，身高 160 公分左右，她告訴筆者：「當自己查出來是乳癌時，體重有 85 公斤，後來又查出自己患有糖尿病。

去看醫生，醫生告訴她，你現在的治療方案就是兩個字：減肥！」確實，不減肥不行了。該患者以前特別愛吃肉，喜好香腸、臘腸之類的。後來她痛下決心，少吃肉、多吃些植物類食物，再加強運動，效果還真好！當筆者看到她時，大約 65 公斤左右，效果很明顯。她告訴筆者，雖然有糖尿病，但她控制飲食，多運動，基本上沒什麼問題。乳癌手術後，現在康復得很好。

還有一例，也值得我們思考。

2009 年筆者曾遇到一位乳癌患者，60 歲出頭，曾諮詢關於乳癌什麼能吃、什麼不能吃的問題。看了她的體型，挺著個肚子（向心性肥胖），她說自己有三高（高血糖、高血脂、高血壓）。看到她這個體型和有「三高」，我估計她平時飲食肯定有問題，就問她：「你平時常吃什麼？」她說：「我很喜歡吃滷牛肉，今天中午吃的是豬大腸，晚上回去女兒給我做了豬蹄吃。」筆者說：「你的飲食有問題，再這樣吃下去，會有不良後果的。」她困惑

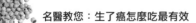

的問：「我的飲食有問題嗎？我這麼多年幾乎一直都是這麼吃的啊？」

問題就在於此。可以說很多女性患者飲食上有的盲點。這是無知造成的，必須趕快改正。

可以肯定地說：肥胖和乳癌、卵巢癌的關係非常密切。肥胖和這些癌症的關係可能和肥胖者身上脂肪過多，就會刺激體內荷爾蒙指數的提升，如脂肪細胞能釋放雌激素，會增加女性肥胖者患癌的風險。

另外，腫瘤康復期的營養過剩也有很大的危害，會為腫瘤復發推波助瀾。也有研究證實，乳癌康復後，肥胖者更易於復發，可不慎乎！

3. 高脂肪→雌激素→癌變

三十年前，乳癌的發病率在歐美已開發國家非常高。因為歐美的主要飲食是以動物脂肪類為主體的。而在當時的我們，人們仍以穀物類為主食，人們的餐桌上往往只有幾個蔬菜，葷菜吃得不多，西式飲食尚未成為主流。所以乳癌發病率很低，但是近三十年來的情況發生了很大變化，現在我們的餐桌上肉魚蛋奶應有盡有。

有報導說，以肉食為主比以素食為主的婦女乳癌的患病率增加30％。研究證明，脂肪攝入量與體內雌激素指數有關。從高脂肪飲食改為低脂肪飲食後，幾週內細胞質內的雌激素受體指數就會下降。還有一些研究表示，低脂肪飲食和避免肥胖可以延長乳癌患者的生存期。

研究證實，女性荷爾蒙，包括雌激素和黃體酮指數過高與乳癌密切相關。對女性的一生來說，動物性食物對女性雌性激素的影響，明顯高於植物性食物對女性雌性激素的影響。

根據坎貝爾教授《中國健康調查報告》的資料，西方女性一生

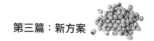

中的雌激素指數至少要比東方婦女高出 2.5 ～ 3 倍。這樣巨大的差異造成的影響是十分巨大的。

因此，引用世界上最著名的一個乳癌研究機構的闡述：

大量證據證明，雌激素指數高低是乳癌發病危險的決定性影響因素。雌激素不僅直接參與癌症發病的過程，它也往往會顯示有在乳癌危險中發揮作用的其他荷爾蒙的存在。雌激素和相關荷爾蒙指數升高實際上是攝入高動物蛋白、高脂肪、低纖維的傳統西方膳食的結果。

筆者在臨床和講座過程中接觸過很多癌症患者，據觀察，癌症患者，譬如胰臟癌、胃癌會出現消瘦或營養狀況不佳的情況。但乳癌、卵巢癌患者，消瘦或營養不良的很少，很多患者甚至出現超重、營養過剩的現象。很多乳癌患者還在想方設法吃各種補品，認為自己得了癌症，肯定就是虛，要補，所以盲目食用膠原蛋白、甲魚、蝦等高蛋白、高脂肪食物的大有人在！我們的觀察發現：與其他癌症不一樣的是：乳癌、卵巢癌患者手術、化電療後一定要嚴格管理飲食，注意控制體重，降低雌激素指數。

要讓乳癌發病率、死亡率降低，最主要的措施之一是減少動物性飲食和脂肪的攝取；多食用綠色蔬菜、水果和豆製品，才能夠有非常明顯的幫助。

4. 貧窮時代的習慣要改改了

過去，亞洲人因為貧窮，膳食纖維主要以鼓麥類為主。當時的體質普遍不如歐美人，所以當年宣導「一杯牛奶可以強壯一個民族」。在國人體質偏弱的社會條件下，牛奶的確對人體的蛋白質攝取發揮了很關鍵的作用，有其積極的意義。

時至今日，越來越嚴重的富營養化，導致了「富癌」劇增！說

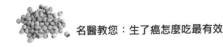

明我們吃得太多了！現在，牛奶和蛋已經不是都市裡「富貴病」人群（或潛在的危險人群）所必需的。今天，我們每天從食物中獲得的蛋白質已足夠了，這種根源於貧窮時代的飲食觀念及習慣需要改一改了！

據調查發現，牛奶攝取量與乳癌和肝癌有關係。而且，實驗也發現，黃麴毒素會致癌，促進（激發）因素就是牛奶。坎貝爾教授在其所著的《健康調查報告》中明確指出：牛奶裡含有大量的酪蛋白，酪蛋白可能有促癌效果（激發了黃麴毒素致癌過程）。

所以，建議大家少喝點牛奶，多喝點優酪乳，或者喝點豆奶，一樣可以達到效果。

5. 補藥要謹慎，小心別補癌

臨床觀察提示：補藥在補「身」時，可能也在補「癌」，常吃人參、甲魚往往會導致乳癌反覆發作！停食 2 年後，有效控制的也不少見。這可能與人參、甲魚刺激雌激素指數升高，從而不利於乳癌患者的康復有關。

有一位乳癌患者 73 歲，兒女很孝順。給她買人參、蜂王漿、雪蛤膏，補得太厲害了，沒過多久，老太太出現鼻子出血，癌細胞轉移到腹股溝部位了，兒女都很後悔。

類似的情況太多了，讓我們悟出一點：乳癌、卵巢癌患者最好別濫補。

6. 膠原蛋白：此類患者的「白粉」

筆者經常接受一些乳癌患者諮詢，經常會詢問：「我得了乳癌，膠原蛋白能吃嗎？」很多乳癌患者本已體重超重，甚或肥胖，是吃出來的癌症；卻還在盲目補充膠原蛋白，確實是很大的盲點！吃出

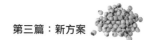

問題的也大有人在！

　　胡太太是何裕民教授的老患者，求診時乳癌局部傷口潰瘍，腫塊呈菜花狀，向外突起。何教授試用外敷「消瘤粉」、「消瘤散」，加內服中醫藥製劑後，大有改善。壞死組織成片脫落，傷口變小、結痂。親屬來看她，送了幾罐膠原蛋白，由於聽我們的建議，她初起不敢貿然用。一段時間後，因感冒體力較差，胃口欠佳，經不住老伴相勸，食用一週膠原蛋白後，體力略有改善、胃口稍好。

　　然而，每日注意傷口的她，突然發現原來已平整了的胸壁又長出了菜花樣組織，且長勢很快。知道壞事了，旋即停用。加強中醫藥調治後，胸壁又漸見平整、縮小。後來看到膠原蛋白保存期將過，另一方面也聽信他人之說，總認為補是沒壞處的，上次可能是偶然。胡太太大膽再吃，僅 2～3 日，傷口即見變化，流脂水增多，組織隆起。到此時方堅信膠原蛋白也同時補了「癌細胞」，也促進癌細胞增長，以後再也不敢食用了。

　　我們的經驗：這類女性患者同樣要控制高蛋白質的攝入，建議用適當的優質蛋白質代替原先強調的高蛋白飲食和膠原蛋白，豆類、海魚中都含有優質蛋白，比膠原蛋白和一般動物食品中的要好得多！

7. 美容產品：千萬小心

　　女性乳癌發病率近年快速攀升，而且女性乳癌患者發病的平均年齡為 48 歲，比西方國家的 62 歲提早了將近 15 年。越發達地區，本病發病越早，患病的婦女機率越高。也就是說，乳癌的發病出現了年輕化的傾向。這與年輕女性過多（或喜好）使用美容產品和美容補品也不無關係。

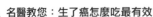

有位乳癌患者對筆者說，自己原先患有乳腺小葉增生（其實嚴格意義上，這個不能算是種「病」，在女性中很多見，不必過分擔心）。聽別人說，女性35歲以後體內雌激素會下降，容易衰老，要補充雌激素。後來她就經常吃胎盤、喝蜂王漿，以求養顏，不久就從乳腺小葉增生轉成乳癌，現在是後悔萬分！

女性愛美，為了延緩衰老，總喜歡買點滋補的營養品或美容產品，希望青春永駐。一些經濟條件優越的女性，在補品上更捨得花錢。可是，補品是把「雙刃劍」，因為女性美容產品，如果真的美容有效，大多是透過提高體內雌激素含量發揮作用。雌激素含量一高，皮膚就會水靈靈的，顯得比較潤滑而嫩。但高雌激素含量與乳癌的發生發展又密不可分。乳腺組織是雌激素的「靶」組織，身體內雌激素的含量過高，雌激素與孕激素的平衡失調，都是促使乳癌發生發展的危險因素。

因此，美容品千萬謹慎！補得過量常會適得其反，甚至造成難以挽回的悲劇。而對有乳癌家族史或已經患了乳癌的女性，要慎用美容產品。還要避免過量食用富含雌激素的食物，如西洋參、蜂王漿、胎盤、花粉、甲魚等。

8. 合理飲食減少乳癌發病率三、四成

筆者曾碰到一位乳癌患者，50多歲，體型偏胖。她納悶地問筆者一個問題：「我20年前有乳腺小葉增生和纖維瘤，後來透過手術切除了。怎麼自己2年前會查出來是乳癌呢？」患者不解的是，自己手術把隱患給拿掉了，為什麼還會有乳癌？

我就向患者瞭解她的飲食情況，患者告訴筆者：「自己得病前，每天早上一瓶蜂王漿沖水喝，持續有5年了；都說老年人容易患心血管疾病，聽說維生素E對抗血栓很好，我就連吃了三年

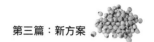

的維生素 E，還有，我特別愛吃海鮮，幾乎每天兩頓海鮮（中餐和晚餐）。」

看了患者列給我的食物，我基本瞭解她發病原因了。蜂王漿裡雌激素含量高；維生素 E 又名生育酚，能抗不孕不育，有升高雌性激素的作用，提高生育能力；海鮮是高蛋白類食物。因此，她會得乳癌不奇怪，因為吃得太好，高蛋白脂肪和雌激素攝入太多了。

多攝入蔬菜和水果，對於防治乳癌具有重要意義。建議在膳食中，多增加蔬菜和水果的攝入量，減少動物脂肪和高蛋白在膳食中的比例。透過控制飲食、管理飲食，癌症發病率可以減少 30％～40％。

9. 豆類：保乳佳品

碰到乳癌患者，包括婦科腫瘤（如卵巢癌、子宮內膜癌、子宮頸癌等）等患者，她們幾乎都會問筆者同樣一個問題：大豆能不能吃？豆製品，如豆漿、豆腐和豆腐乾能吃嗎？大多數患者想吃又不敢吃，原因據說是大豆裡面有異黃酮，有雌激素樣作用。此說傳播甚廣，不得不提出說明一下！

眾所周知，食用大豆是中國人的發明，已經有幾千年的歷史。有許多研究充分肯定豆類可以防治乳癌。有研究發現，隨著豆類食物攝入量的增加，特別是食物中豆類蛋白質在總蛋白質中所佔的比例增加時，婦女乳癌的發病率明顯降低。這主要是因為豆類中的植物雌激素能在腸道內被胡蘿蔔素轉化成一種新的物質，而這種新的物質可以抑制體內的「荷爾蒙依賴性致癌物質」對乳房的致癌作用。

大豆中的大豆異黃酮是一種植物雌激素，它與雌激素的結構和分子量相似，它能與雌激素受體選擇性的結合，在女性體內對雌激素有雙向調節作用：當人體內雌激素含量偏低時，異黃酮佔據雌激

素受體，發揮弱雌激素效應，表現出提高雌激素含量的作用；當人體內雌激素含量過高時，異黃酮以「競爭」方式佔據受體位置，同時發揮弱雌激素效應，因而從總體上表現出降低體內雌激素含量的作用。因此，它是天然的植物雌激素，能在體內起類雌激素作用；但與合成荷爾蒙是完全不同的物質，無合成荷爾蒙的副作用。異黃酮的抗癌作用並不完全是抗雌激素作用，還可以作為抗氧化劑防止去氧核糖核酸（DNA）氧化性損害，透過誘導腫瘤細胞凋亡、抑制腫瘤細胞的癌基因表達等抑制腫瘤生長。研究發現大豆異黃酮對前列腺癌、結腸癌、胃癌和肺癌均有保護作用。

不僅僅有關機構研究確定了這一點，大量的流行學調查同樣肯定了這一點。2008年日本政府資助的一項研究發現，常吃豆製品的女性患乳癌的危險較低。日本東京國立癌症醫療中心科學家發現，血液中大豆異黃酮濃度高的女性要比濃度低的女性患乳癌的機率小。異黃酮濃度最高的女性患乳癌的危險是濃度最低女性的 1／3。而且，經常吃大豆的老年婦女患心臟病的危險也較低。

研究人員發現：美國白人女性的乳癌發病率是中國和日本女性的 4～7 倍，因為亞洲女性更多地攝入了大豆類食物，這些研究結果發表在美國《癌症流行病學、生物標誌和預防》期刊中。

美國研究人員發現：從小就大量吃大豆的美國亞裔婦女，患乳癌的風險可降低 58％；青春期或成年期後食用大量大豆，這一效果有所減弱，但患乳癌的風險仍能減少 20％～25％。而且，這一效果適用於該研究中的所有婦女，不管她們是否有乳癌家族病史。

據此，西方也越來越認可大豆的保健作用。美國在食品和藥品之間專門列出了「營養輔助食品」這一類別，並將其分為「有潛在功能性的食品」和「已確立功能的功能性食品」兩類。或許很多人不知，美國人原先對大豆不感興趣，不認同的，而現在中國的大豆則被宣布是「已確立功能的功能性食品」。

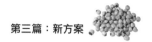

有調查發現，1992 ～ 2002 年期間，美國大豆食品的零售銷售額呈持續增長趨勢。這說明美國普通民眾越來越認可大豆食品的健康保健作用。

人們進一步發現：豆漿的攝入量與乳癌的發病率也呈負相關。吃得越多，發病率越低。因此，要預防乳癌的話，主張每天應喝 3 ～ 4 杯豆奶。例如，美國食品與藥品管理局（FDA）已建議每人每天至少應攝入 4 杯豆奶，如果一天攝入的大豆製品佔總食物量的 2 %～ 4%，患乳癌的危險性就可降低 50%。

對於卵巢癌，豆類同樣是有意義的，值得推薦。

正因為這樣，所以，科學家譽大豆為「天然癌症預防劑」、「女性健康保護神」。

當然，對於豆類，我們主張要會吃！要注意以下三點：

首先，一般而言以水解後的豆類更合適些。所謂水解，就是溶解在水裡後再做成豆漿、豆製品類。

其次，大豆是天然的好！研究人員警告說，人工合成的大豆異黃酮，特別是那些以「補充劑」形式提供的，可能還會增加患乳癌的危險。因此，不要聽信商家之說，多吃豆製品、豆漿即可！

再次，大豆蛋白質含量高，腎臟功能不好，或者尿酸偏高的腎癌患者，不宜多吃！

10. 女性的其他抗癌佳品

乳癌患者宜多食用薏仁、花椰菜、高麗菜、荸薺、洋蔥、萵苣、番薯、絲瓜、白蘿蔔、蘆筍、南瓜、香菇、鴨肉、海帶、文蛤、牡蠣、青魚、蝦皮、牛蒡、桑椹、奇異果等食物。

除此之外，我們還提倡女性多吃大蒜、芋頭、紅棗、靈芝類、麥胚芽、綠茶和含碘的食品，適當攝取這些食物，均有助於防治乳

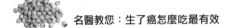

癌、卵巢癌。

大蒜不僅可以預防乳癌，而且還能治療乳癌、卵巢癌。這是由於大蒜中富含有一種物質，它對乳癌細胞的形成具有明顯的抑制殺滅作用，這種物質的功效還在於它能激發和增強人體的免疫系統，除能促進正常細胞的生長外，還能達到消滅乳癌／卵巢癌細胞的目的。

芋頭為天南星科植物芋的根莖。民間視芋頭為滋補之物，常吃能強身健體。芋頭熟食有補益潤燥的功效。近年研究還發現，芋頭有抗癌抑癌作用，可增強人體的免疫功能，特別對於乳癌、甲狀腺癌、惡性淋巴瘤及伴有淋巴腫大、淋巴結轉移者有輔助治療功效。

紅棗可以抑制乳癌、卵巢癌細胞的形成。這主要是因為紅棗內含有大量的環式—磷酸腺苷和可提高機體免疫功能的維生素。

靈芝不僅能增強人體的免疫系統，還對乳癌、卵巢癌細胞的形成具有抑制作用，對緩解患者症狀，改善生活品質，進一步防止癌症轉移和復發均有積極意義。

麥胚芽可降低血液中某些乳癌／卵巢癌誘發因子的含量，對預防這兩類癌有益處。每天吃一些用麥胚芽做的食物，可在半年內使患者的癌前息肉明顯縮小。

綠茶除含有大量具有防癌抗癌的維生素和微量元素外，還含有多種能阻止和減慢多種癌症發展各個階段的生物活性物質，所以也有助於預防乳癌、卵巢癌的發生與發展，促進患者的康復。

如果人體缺碘，就會給乳房等帶來災難。美國科學家埃斯金博士透過動物實驗發現，食物中缺碘的大白鼠比食物中含有足量碘的大白鼠患乳癌明顯要高，他對乳房發育異常的患者採用碘療法，收到很好的效果。因此提倡多吃些富碘食品，如海藻、海帶等。海帶、海藻、紫菜統屬海藻類食物。海帶有化痰軟堅散結功用，海帶、紫菜等還含有一種褐藻膠和硒元素，可降低乳癌、腸癌、高血壓、心

臟病的發生率。

但現在都市裡的女性，很多伴有甲狀腺結節，對於這類女性，富碘食品，如海藻、海帶等又得謹慎些，否則會顧此失彼，導致甲狀腺出問題。

11. 乳癌、卵巢癌飲食準則

(1) 忌菸、酒、肥膩、油煎、黴變以及辛辣刺激性食物。

(2) 少吃甜食，忌紅肉、甲魚、蜂王乳產品、雪蛤膏、膠原蛋白、紫河車等富含雌激素或有助於雌激素合成的食物。

(3) 增強免疫、抗復發，可選用香菇、桑椹、奇異果、蘆筍、南瓜、蝦皮、青魚、紅棗、洋蔥、大蒜、薏仁等。

(4) 抗感染、抗潰瘍，可用鯽魚、帶魚、茄子、金針菜、銀杏、葡萄、油菜等。

(5) 消腫脹，可用薏仁、絲瓜、紅豆、鯽魚、海帶、芋頭、葡萄、田螺、荔枝、荸薺等。

(6) 脹痛、乳頭回縮，宜用茴香、蔥花、橙、柚子等。

(7) 患者可適量補充含維生素 D 的食物，如海魚；適當進食一些含硒的食物，如魚類、豬腰、大蒜、馬鈴薯、香菇、洋蔥、番茄和南瓜等。

(8) 卵巢癌患者手術後，飲食宜清淡，多食用富含纖維素、微量元素的食物，如香菇、黑木耳、豆類、海帶、紫菜、新鮮蔬菜和水果等。

12. 乳癌、卵巢癌食療方

(1)**絲瓜橘核粥**：絲瓜絡 100 克、橘核 30 克，共煎液，以此湯煮粥或飯，常食。用於各類乳癌患者。

(2)**蒲公英粥**：蒲公英 50 克、白米 100 克。將蒲公英洗淨，切碎，

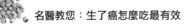

煎取藥汁，放入白米煮為粥；作早餐食用。可清熱解毒，消腫散結，適宜於乳癌初期熱痛者。

(3) **夏枯草蜂蜜粥**：夏枯草、糯米各 100 克，蜂蜜適量。將夏枯草加水煎汁，去渣取汁，加入水及糯米煮粥，熟時加入蜂蜜即可，每次 1 碗，每日 2 次，連服 3 週。可清熱解毒，散結消腫，適宜於乳癌見有腫塊者。

(4) **逍遙鯽魚湯**：絲瓜絡 15 克、當歸和白芍各 9 克、橘皮和柴胡各 5 克，白朮和茯苓各 6 克、水發香菇 20 克，鯽魚 1 條（500 克左右）。鯽魚去鱗及內臟洗淨，用蔥、薑、黃酒、鹽醃漬。將絲瓜絡、當歸、白芍、橘皮、柴胡、白朮、茯苓水煎去渣取汁，油鍋燒熱，放入鯽魚煎至兩面微黃時取出。鍋內放入蔥、薑略炒，放入藥液、鹽、黃酒、胡椒、香菇，燒沸後放入魚，湯變濃後加入味精，淋入麻油即可，食魚喝湯。此方可健脾舒肝，理氣解鬱，適宜於乳癌見有乳房腫塊者。

(5) **貝夏青皮粥**：象貝、半夏各 15 克，青皮 10 克，共煎液，以此湯煮粥或飯，常食。適用於乳癌手術後，已有腋下淋巴轉移的患者。

(6) **忍冬藤汁**：忍冬藤 100 克煎水代茶飲用。用於乳癌術後進行放射治療或皮膚紅腫者。

(7) **天冬黃耆粥**：黃耆、天冬各 15 克，共煎液，以此湯煮粥或飯，常食。用於乳癌手術後氣血虛弱者。

(8) **女貞人參粥**：太子參 100 克，女貞子 20 克，共煎液，以此湯煮粥或飯，常食。用於卵巢癌手術後氣血虛弱、胃納不佳者。

🍚 前列腺癌：為什麼高發

前列腺癌是男性生殖系統常見的惡性腫瘤，主要高發於膳食和生活方式都非常西方化的國家和社會中，特別是歐美各國發病率較

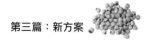

高，東方國家發病率比較低。但是，近年來我國的前列腺癌發病率也開始快速上升，尤其是大都市上升趨勢更為明顯。國人膳食結構的快速改變，特別是高脂化，是其中的一個重要原因。

1. 當心牛鞭要了你的命

中國人自古以來，「吃什麼補什麼」的觀念根深柢固。很多前列腺癌患者認為，多吃所謂的「壯陽食品」，如海狗腎、牛鞭、鹿茸、麻雀等，對治療和康復會有好處，因此盲目亂服，導致疾病進一步加重的案例比比皆是。因此，當心牛鞭要了你的命！

筆者 2009 曾遇到一位前列腺癌患者，患者姓李，非常年輕，才 40 多歲，是某公司的主管，平時應酬很多，酒和羊肉吃得很多。他自己也承認：「我知道是什麼原因得這個病的，就是由於過度抽菸、吃喝引起的。」

他不解地問我：「很多人都說吃牛鞭對我這病有好處，怎麼我吃了牛鞭之後，症狀反而加重了呢？」我說：「對你來說，保健品並不適合，特別是牛鞭、鹿茸之類的補品，富含雄性激素，更不能亂吃！」他驚愕的問我：「牛鞭不能吃嗎？別人推薦給我吃的！我們公司待遇很好，吃喝不愁的，朋友還特地送給我吃，別人也是出於好心嘛，現在才知道牛鞭對我不合適。」

這種好心辦壞事的例子很多，不得不慎！

2. 補腎品→刺激前列腺→加速癌變

眾所周知，前列腺癌與雄性激素升高密切相關。它的合理治療，控制雄性激素是關鍵。很多男性向來好補，而且好補腎，補腎之品，特別是「壯陽」類的補腎品，大多數是有升高雄性激素作用的，如海狗腎、牛鞭、鹿茸等都類似。因此，前列腺癌患者遠離這些都來

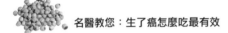

不及，還敢亂補！

3. 喝牛奶得謹慎

　　牛奶營養豐富，以往受經濟條件限制，牛奶喝得少，營養欠缺。現在生活水準提高了，喝牛奶的人越來越多。牛奶已經不是以往的「奢侈品」。但凡事「矯枉不可過正」，牛奶喝多了，對健康的益處恐怕要打折扣。

　　在膳食和前列腺癌之間，最緊密也最特殊的關聯性救是乳製品攝取量與前列腺癌的關係。2001 年哈佛大學的一篇綜述，便提出了非常充分的證據：絕大多數研究（在 14 項病例對照研究中，有 12 項研究、9 項佇列研究中的 7 項）都證明：乳製品的攝取量和前列腺癌的高發之間存在著正相關關係。那些攝取乳製品量最高的男性，他們前列腺癌的發病危險是那些攝取乳製品量較低者的 2 倍，而他們當中，惡性或致命性前列腺癌的發病危險則是後者的 4 倍多。

　　美國費城的研究人員透過近 10 年的流行病學調查也證實：多食乳製品會增加男性發生前列腺癌的危險，這與乳製品中的高含鈣量有一定的關係。

　　換句話說，已經有大量證據證明：動物來源的食物與前列腺癌相關，乳製品攝入對前列腺癌發病有促發作用。這些研究結論是不容置疑的，因為每一項研究背後，都至少有十幾項深入分析和細緻考察的單項研究。如此大量的文獻無疑是非常有說服力的。

　　所以，為了愛護你的前列腺，男性喝牛奶得謹慎，別把它當成飲料喝！

4. 蔬果就是最好的補藥

　　令人慶幸的是，蔬菜和水果中的一些植物化合物有一定的抗前列腺癌作用。世界衛生組織、美國農業部等的研究，指出每天至少

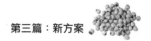

攝取 5 份蔬菜、水果，就可以降低 20% 的患前列腺癌的風險。

美國《國家癌症研究所雜誌》曾報導說：對大蒜和其他蔥類蔬菜的研究表示，一天攝入 10 克以上蔥屬蔬菜的人患前列腺癌的可能性大大降低。

茄紅素是一種重要的類胡蘿蔔素，廣泛存在於水果及蔬菜中，番茄、杏、芭樂、西瓜、木瓜和紅葡萄均含有較多的茄紅素，其中尤以番茄中的茄紅素含量為最高，被喻為番茄中的「黃金」，因此，番茄也被美國《時代》雜誌評為對現代人最健康的食品之一。

研究證實：多吃番茄可預防前列腺癌、卵巢癌、胰臟癌、膀胱癌，特別對於前列腺癌有很好的防治效果。

其抗前列腺癌作用已被大量研究所證實。哈佛大學在 1995 年做過實驗，五千例男性中，每週食約 20 個番茄那一組（即吃番茄比較多的一組），患前列腺癌的機會減半。

現在很多人認為，所謂補品，就是價格貴的，稀有的東西，其實不然。往往身邊被我們所忽視的尋常食物，就有很好的保健抗癌作用。可以說，對於前列腺癌患者來說，番茄就是他們的補品，番茄炒蛋、番茄蛋湯就很好。

5. 豆類：前列腺癌的拮抗者

大豆產品含有 5 種已知的抗癌因子，其中之一是植物雌激素（異黃酮），這是大豆食物特有的抗癌因子。科學研究認為：大豆異黃酮對前列腺癌有明顯的治療作用。高濃度大豆異黃酮能阻止人體內皮細胞增生和血管形成，抑制腫瘤細胞生長所需的血管形成，斷絕腫瘤組織的營養供給，使腫瘤組織死亡。

因此，建議前列腺癌患者多多享用豆類食品。當然，與乳癌等一樣，也主張水解（豆腐、豆漿等）為佳。

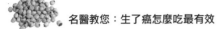
6. 南瓜子：天然抗前列腺癌藥

很早以前，人們就發現，南瓜子對前列腺炎效果不錯，它含有植物生長激素，對修復前列腺病變有積極作用。我們的觀察顯示：它對前列腺癌效果也很好，故不妨常常食用之。食用方法：生南瓜子 30 ～ 50 克，去殼（亦可炒熟）食之，每日 2 次，可長期服食，對改善症狀幫助不小。

其他堅果類的，如黑芝麻、松仁等，對前列腺癌也有幫助。

7. 前列腺癌飲食準則

(1) 少油膩，不吃肥肉、加工肉類，少喝牛乳及乳製品，以易消化食物為主。

(2) 忌菸、酒、咖啡、熱性和辛辣刺激性食物，如桂皮、花椒、辣椒、胡椒等。

(3) 忌壯陽食物，如羊肉、動物腎、牛鞭、鹿茸等，少食蝦仁、核桃和韭菜。

(4) 小便不通，宜吃田螺、鯉魚、蛤蜊、銀魚、芹菜、萵苣、冬瓜、海帶等。

(5) 多飲水、多排尿，不憋尿。可食用海魚、豆類、馬鈴薯、綠茶、藕、豆漿、芋頭、堅果、綠茶、番茄、南瓜子等，多吃蔬菜、水果等。

8. 前列腺癌食療方

(1) **玉米鬚車前飲**：玉米鬚 50 克、車前子 20 克、生甘草 10 克。車前子用紗布包裹，與玉米鬚、生甘草加水煎煮，去渣取汁溫服。每日 3 次，適用於濕熱型前列腺癌，症見腰痛、小腹腹痛，小便點滴不暢，尿道灼熱，口苦口黏等。

(2) **紅豆茅根湯**：紅豆、白茅根各 100 克。白茅根加水煎煮取汁，

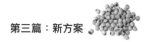

再與紅豆同煮食用。適用於濕熱血瘀型前列腺癌，症見腰痛，小便點滴不暢，尿道灼熱，刺痛，口苦口黏，排尿困難或見血尿等。

(3) **耆杞瘦肉粥**：黃耆和枸杞各 30 克、豬瘦肉 50 克、白米 100 克。黃耆、枸杞、豬瘦肉和白米共煮成粥，適用於脾腎兩虛型前列腺癌，症見疲乏無力，體形消瘦，面色無華，腰疼身痛，動則氣促，小便不暢，不思飲食等。

(4) **木通石葦粥**：石葦 30 克，木通 10 克，共煎湯，以湯代水煮粥食用。用於前列腺癌小便不暢、淋漓難盡者。

(5) **銀杏湯**：銀杏 10 個，去殼煮湯，加入糖少許，每日食用。用於前列腺癌術後身體虛弱、夜尿甚多者。

鼻咽癌：遠離辛辣醃製是關鍵

在全世界大部分地區，鼻咽癌較為罕見，但在中國部分沿海地區，以及從這些地區移居國外的人群中，鼻咽癌的發生率較高。臨床觀察上最著名的例子，即廣東地區好發鼻咽癌，所以鼻咽癌又被稱為「廣東癌」。

1. 鹹魚、醃製品是病因

《新版指南》中明確指出：

鹹魚很可能是導致鼻咽癌的原因之一。

鹹魚製作時使用的鹽較平常少，然後在室外相對較高的溫／濕度條件下發酵、曬乾。研究認為，鹹魚中高含量的硝酸鹽和亞硝酸鹽可能是攝入鹹魚後促使該病增加的部分原因。而鼻咽癌之所以在廣東地區高發，與當地居民喜食廣東式鹹魚關係極為密切。

筆者在辦講座時，親身見證了廣東鼻咽癌高發的事實。講座結束，很多患者前來諮詢關於鼻咽癌的飲食問題。其中，就有一名患

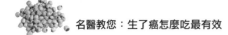

者讓筆者記憶深刻。

該患者姓李，40 多歲，是一位公務員。鼻咽癌康復 8 年了，現在身體狀況不錯，還經常去做義工，服務於社會，和筆者已成了好朋友。李先生和筆者一起吃飯，他告訴筆者，廣東有吃鹹魚的習俗，自己從高中開始，就幾乎每天吃鹹魚、鹹菜。

中國大陸地區地域遼闊，民風和民俗差異也很大。由於為了適應當地氣候特點、食物結構特點以及生活習慣等原因，很多地方都形成了各自所特有的飲食習慣和風俗。但有些不健康的飲食習慣，則必須加以改變。特別對於腫瘤患者，尤為重要！

2. 吸菸誘發鼻咽癌

筆者有這樣一位患者，年逾 60 歲。患者告訴筆者，他自己從 18 歲就開始吸菸，香菸已經成為他 40 多年來最親密的「夥伴」了，後來已經到了每天沒 2 包菸不過癮的地步。一年前被診斷出患了鼻咽癌，很明顯，這和他吸菸太厲害有一定關係。

研究發現，吸菸會誘發鼻咽癌。重度吸菸者發生鼻咽癌的危險性比不吸菸者高 2 ～ 4 倍，並且和吸菸的量及吸菸的持續時間成正比。當煙霧進入肺，再從鼻腔噴出時，刺激了鼻黏膜上皮，導致黏膜上皮不典型增生、蛻變，當這種增生與蛻變難以控制時，便促使形成了腫瘤。長期處於吸二手菸的環境，也有這種傾向。

所以，為了自己和他人的健康，請儘快戒菸！

3. 垃圾食品造的孽

有一個現象必須值得重視：垃圾食品有可能導致鼻咽癌；而且這些患者往往都很年輕，大多只有 20 多歲。

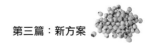

　　何老師對非高發地區年輕的本病患者，往往會很有經驗一追問，大都是喜歡吃肯德基、麥當勞、披薩之類食品的。有個案例很典型。

　　這個女孩 22 歲，14 歲就到英國去留學。家庭條件非常好，在國內時就一直吃肯德基、麥當勞；到英國留學後，更是將肯德基、麥當勞等「垃圾食品」當成主食。到 20 歲就發現生了鼻咽癌。

　　「過量食用油炸類食品，攝入的脂肪過多，會導致營養不均衡。長此以往，會對身體健康造成不利影響。」教授是這樣說的。因為這些食物都是油炸的、高熱量的、高鹽的、重味的，有可能導致年輕人得鼻咽癌。這類情況非常常見！所以，應引起人們的充分重視。

4. 鼻咽癌飲食準則

　　(1) 禁菸、酒、辛辣、油炸、燒烤類食物。辛熱香燥食物易助熱傷津，宜少食用。

　　(2) 不吃醃製類食物，特別是廣式醃製魚。

　　(3) 電療期間食物宜軟，忌堅硬、粗糙、過燙之物，以免損傷被電療射線灼傷的口腔、咽部黏膜。

　　(4) 電療後引起的口乾咽燥，應以生津潤燥為飲食原則，如茶葉水、檸檬水、水果汁、葡萄糖液、西瓜汁、橙汁、烏梅湯、綠豆湯、梨汁、橘汁等。可多食用枸杞子、石斛、麥冬、菊花、蘆根、甜杏仁、紅棗、荸薺、白蘿蔔、梨、山楂、柑橘等食物。

　　(5) 免疫功能降低者，可適當選用靈芝、黑木耳、銀耳、香菇、蘑菇等菌菇類食物，也可多食用海帶、紫菜、瘦肉、魚類、新鮮的瓜果以及豆類食品等。

5. 鼻咽癌食療方

　　(1) 佛手竹葉湯：佛手、竹葉各 3 克，煎湯代茶飲用，用於各類

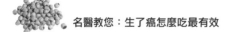

鼻咽癌患者。

(2) **茅根蘆根茶**：用鮮茅根和鮮蘆根各 30 克煎湯代茶飲。

(3) **銀花竹葉粥**：寒水石 50 克、竹葉 15 克、銀花 20 克，三味一起煎湯，用此藥汁煮粥食用，適用於鼻咽癌電療過程中。

(4) **決明子茶**：決明子 30 克，煎湯代茶飲用，也可含漱，用於鼻咽癌咽喉疼痛者。

(5) **石斛生地綠豆湯**：石斛 12 克、生地 15 克、天花粉 10 克、綠豆 100 克。將石斛和生地用紗布包，綠豆加水煮爛，取出藥渣，加入適量冰糖及沖入天花粉，分次服用，對於鼻咽癌流涕、流血、頭痛或電療口乾燥時均可食用。

(6) **石斛竹葉湯**：石斛 30 克，竹葉 10 克，煎湯代茶飲用，用於鼻咽癌電療後口乾者。對於鼻咽癌電療後口乾、便祕者，也可用玄參、生地各 30 克，共煎湯，以此湯煮粥食用。

7) **山藥肉片**：山藥 50 克、瘦豬肉片 100 克，同炒食，對於鼻咽癌有乏力、便稀時較為適宜。

腎癌：需防範過食傷腎

腎癌是世界上最常見的癌症之一，據估計，2002 年全球發生的腎癌患者約為 20 萬人，約佔全部新發癌症病例數的 2％，5 年生存率平均為 50％。

1. 當心過食蛋白質累壞腎臟

蛋白質是構成生命的物質基礎，對人體非常重要，但是對於腎臟有疾患，特別是腎癌患者來說，就不是多多益善了。蛋白質過多，大量的胺基酸從尿中排出，會影響腎臟，增加腎臟排泄負擔，影響腎功能。而且易出現消化不良，還會造成腸道毒素太多。

因此，凡可能影響腎功能或加重腎臟排泄負擔的食物都要少吃，

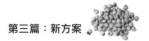

包括如大豆類（黃豆）、豆腐、海鮮、濃肉湯、甲魚等。

2. 含普林高的食物須謹慎

腎癌患者往往腎臟負擔較重，因此含普林高的食物必須注意。如動物內臟、沙丁魚、濃肉湯、鳳尾魚、乾豆類、豆腐、牛肉、羊肉、貝殼類水產、海鮮類、燻火腿、鴿、鴨、鵪鶉、鵝、鰻魚、鱔魚、酒、香菇、蘑菇之類，普林含量都較高，可能誘發痛風或加重腎臟負擔。

可適當攝入少普林的食物，如奶類、蛋類、水果、馬鈴薯、高麗菜、胡蘿蔔、黃瓜、茄子、芹菜、冬瓜、萵筍、番茄、白菜、南瓜等食物。

3. 預防腎癌，瘦一點更安全

對現代人來說，人們更多的是要關注營養過剩的問題，而不是花很多精力去討論營養不良的問題。美國健康基金會的主席、著名的流行病學專家歐尼斯特‧懷特博士，統計後發現大約有 50％的男性癌症患者和 60％的女性癌症患者都與營養過剩有關。

科學家們進一步證實了更為青睞「肥胖一族」的腫瘤，分別是：腎癌、胰臟癌、結直腸癌和乳癌。研究也證明，肥胖者發生腎癌的風險比正常人要高。

體質指數是國際上公認的體格評價指標，是評價營養狀況和肥胖等級的重要方法。其計算公式為：體質指數（BMI）＝體重（公斤）／〔身高（公尺）〕^{2}，亞洲標準為 BMI 18.5 ～ 22.9 為正常水準。研究人員發現，胰臟癌、直腸癌、腎癌和乳癌等與肥胖也都有一定的關係。對此，「人們的腰圍每增加 1 英寸，得癌症的風險就會增加 8 倍以上！」並建議：「每個人都應該在正常體重範圍內盡可能地瘦，將體質指數（BMI）控制為 21 ～ 23，中國人則應保持更低，為 18.5 ～ 23。並且保證 10 年內超重或肥胖人群的比例不超過目前標準。」

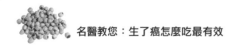

《新版指南》中也指出：

有充分的證據顯示，身體肥胖度較高可以導致腎癌。

研究顯示，脂肪細胞在產生激素和生長素方面十分活躍，有促進細胞分裂和增生的特點，當更多的細胞增生時，有些增生細胞可能會變異為惡性細胞，從而導致癌細胞的快速增生。因此，保持正常體重是防癌治癌建議中的重要一條。世界癌症研究基金會研究小組專家說：「我們建議：在健康範圍內，人們應盡可能保持苗條，並在成年後把控制體重變成一種習慣。」

4. 免疫針，適可而止

由於西醫對腎癌沒有特別好的治療方法，化療、電療都不行，所以許多醫師往往習慣於多用安慰性的藥物，如胸腺肽。

胸腺肽（又名胸腺素）是胸腺組織分泌的具有生理活性的一組多肽。它可維持機體免疫平衡狀態，增強 T 細胞對抗原的反應，提高癌症患者的免疫功能，減輕放（化）療所產生的副作用。但近年來，相關胸腺肽不良反應的報導日趨增加，如可致發熱、過敏反應、過敏性休克、胃腸道反應等。因此，對中壯年患者，建議胸腺肽之類免疫針不宜常用。此時，可以長期用點中醫藥，合理飲食，積極鍛鍊身體，增強自身抵抗力才是關鍵，這樣有助於更好的康復。

有位女主任醫師患了腎癌，手術後打了幾次干擾素（也是一種免疫針），結果僅有的一顆腎出現腎功能不全，嚇壞了，匆匆趕到上海找何裕民教授。導師告訴她，這是他碰到的第四例類似患者了。趕快停用，改以中醫藥調理為主，現在情況還不錯。

5. 少鹽、少糖、少油更安全

　　鹽、糖和油是我們日常生活中所不可缺少的，但過多的攝入，特別是鈉鹽攝入過多是不符合生理要求的，它是導致高血壓的重要因素。對於腎癌患者來說，適當地控制鹽的攝取量更為重要。

　　鈉離子主要存在於細胞外液中，是維持細胞外液晶體滲透壓的主要成分。這對細胞內外、機體內外的液體平衡非常重要。腎癌時，腎臟對鈉的調節功能受到影響，鈉的排泄障礙，高鹽飲食就會加重腎臟的排泄負擔。由於鈉的增多，水液發生瀦留，往往表現為水腫及高血壓。

　　因此，如果患者有明顯水腫或血壓升高時，應該禁鹽，包括含鹽的食物（如紅燒菜、鹹糕點、速食麵等）、小蘇打、醬油等都在禁忌之列。這種情況見於急性腎癌初期、慢性腎癌急性發作期和原發性腎癌綜合症患者。無鹽飲食可能會影響患者的食欲，可以用無鹽醬油，或醋、薑、蒜等調味品以增進食欲。禁鹽時間的長短應根據具體情況而定。輕微水腫、高血壓以及水腫、高血壓消退後的患者，可採用低鹽飲食，每日鈉鹽攝入量為 3～5 克，患者可食用低鈉鹽，不要吃鹹鴨蛋、鹹菜和各種醃製品等，這適合於急性腎癌、慢性腎癌及腎癌綜合症恢復期患者。若患者未出現過水腫、高血壓，或者水腫及高血壓消失者，食鹽量也不宜過多，飲食以清淡為宜，可多吃蔬菜、瓜果。

　　所以腎癌患者選擇飲食時，少鹽、少糖、少油更安全。

6. 腎癌飲食準則

　　(1) 忌菸、酒、咖啡、辛辣刺激性食物等，水腫和高血壓者忌鹽及鹹味食物。

　　(2) 多吃有清熱利尿作用的食物，如綠茶、冬瓜、西瓜、黃瓜、番茄、芹菜、海蜇、田螺、海帶、紫菜、墨魚、青魚、鯽魚等。

　　(3) 經常食用具有分解致癌物 —— 亞硝胺作用的食物，如胡蘿

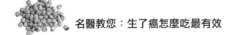

蔔、南瓜、豆芽菜、龍鬚菜等。

(4) 宜多吃能抗腎腫瘤的食物，如海參、海蜇、無花果、黃瓜、木瓜、柚、荸薺、薏仁等。

(5) 宜多吃增強體質、提高免疫力的食物，如青魚、淡菜、芡實、蓮子、核桃、蘋果、奇異果、芝麻等。

(6) 腎癌患者多伴有腎虧，多食補肝腎之品，如桑椹、栗子、枸杞、核桃仁、蓮子、黑芝麻、芡實、黃魚、海蜇等。

(7) 血尿者宜吃無花果、烏梅、柿子、蓮肉、藕、金針菜、芹菜、甘蔗、桑椹等。

7. 腎癌食療方

(1) **牛奶蛋清蓮子糊**：鮮牛奶 250CC、雞蛋 2 個、蓮子 50 克。將蓮子磨粉，加適量水，煮蓮子粉成糊狀，放入冰糖或白砂糖、牛奶和雞蛋清拌勻，煮沸即可，每日或隔日 1 次。適用於腎癌化療期間食用。

(2) **砂仁淮山燉豬肚**：砂仁 15 克、淮山藥 50 克、豬肚 1 個。砂仁打破，將砂仁、淮山藥納入豬肚內，加水適量，慢火燉至豬肚爛熟，少量鹽調味。適用於腎癌化療期間食用。

(3) **蔗漿荸薺露**：雪梨汁 1 份、甘蔗汁 2 份、荸薺 1 份，三者和勻冷服，或加熱後溫服，適用於腎癌電療期間食用。

(4) **杜仲核桃仁**：杜仲 30 克煎湯，以此湯煮核桃仁 60 克，加入糖，至汁乾，桃仁酥爛即成。經常食之，用於腎癌手術後腰腿痠軟者。

(5) **菟絲桑椹枸杞**：菟絲子、桑椹各 30 克，共煎湯。以此湯煮枸杞 50 克，加入白糖少許，至湯汁乾，食枸杞子，用於腎癌手術後身體虛弱者。

甲狀腺癌：少碘才安全

甲狀腺癌在高收入國家較為常見，從全世界範圍來看，甲狀腺癌的發生率呈增長趨勢，其高峰期出現在 25 ～ 55 歲，女性甲狀腺癌發生率較男性高。

1. 傳統說法需與時俱進

甲狀腺癌原來在中醫學中屬於「癭瘤」範疇。傳統中醫學認為：用海帶、紫菜等才能消此瘤。其實，古代的癭瘤（甲狀腺瘤）很多是缺碘性的甲狀腺腫大，和今天所說的甲狀腺癌並不是一回事情！但是，過去人們沒法區分，這一傳統認識一直延續至今。因此，許多稍有些中醫學常識的人，一聽說甲狀腺病變，馬上聯想到的是應該吃點含碘高的食物。

然而，今非昔比！今天交通發達了，各地海產品都非常普及。加上食鹽都加碘了，所以缺碘性的甲狀腺癌已經不太常見了，更多的是富碘性的甲狀腺癌。鑒於此，應該強調與時俱進，用更加成熟的方法。具體而言：含碘量高的食物和藥物，對甲狀腺癌患者來說有可能有害，也有可能有益！有害就是指對於沿海地區的甲狀腺癌患者（本身發病與碘攝入多有關），可能會發生傷害；而對於缺碘地區的患者，則可能是有益因素。

因此，首先需要弄清發病地區總體上是缺碘還是富碘。

2. 沿海一帶多甲狀腺癌

碘對生命來說，確屬不可缺乏的微量營養素。然而，就今日的情況來說，中國沿海地區甚至整個台灣地區一般不會缺碘，反而會過剩為害。我們根據觀察發現，現在中國沿海地區甲狀腺癌發病率在明顯增加。因現在普遍使用加碘鹽，而沿海地區海產品吃得也較

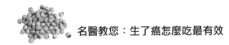

多，所以沿海地區人群往往是碘過量的較多，這也易於發生此病。不考慮具體對象（因人），具體生活環境（因地）而以統一方式治療，必將東湊西旱，事與願違。

筆者在講座結束後，曾有位女性前來諮詢，自己是甲狀腺癌，還能吃海帶嗎？我們稱海帶為「含碘冠軍」，對於像她這樣的患者，海帶就不適宜。

所以據臨床觀察和經驗等表示，沿海地區，不少甲狀腺腫瘤是「碘」依賴性的，而海帶、紫菜等含碘很高，自屬禁忌！

3. 甲狀腺癌飲食準則

(1) 缺碘引起者，可補充碘含量豐富的食物，如魚類、海帶、紫菜、蚶、蟶、龍蝦、乾貝、淡菜、海參、海蜇等。不宜大量食用可阻斷碘吸收的十字花科蔬菜，如綠花椰菜、高麗菜、花椰菜、甘藍等。

在這裡，首先要強調：上述富碘食品在缺碘地區對甲狀腺患者是有效的，如果在富碘地區反而會有副作用。

(2) 碘過量引起者，如沿海地區患者，應忌吃海帶、紫菜等海產品，並慎用或不用海藻、昆布、黃藥子、山豆根、夏枯草等含碘豐富的中藥。

(3) 沿海地區的患者，建議多吃可阻斷碘吸收的十字花科蔬菜，如綠花椰菜、高麗菜、花椰菜、甘藍等。

(4) 可食用一些具有抗癌防癌、增強免疫力、消腫散結作用的食物，如柑橘橙類水果、洋蔥、蒜頭、綠茶、香菇、蘑菇、木耳、核桃、薏仁、紅棗、山藥、菱角、芋頭、油菜、芥菜、奇異果等。

4. 甲狀腺癌食療方

（1）**夏枯草飲**：夏枯草 50 克，煎湯代茶飲。此係古方，只適合於內地因缺碘夏枯草性的各類甲狀腺癌；但沿海地區不合適，因為沿海多為富碘；而且，今天多數地方，特別是都市也不缺碘，不適合。

（2）**消癌食療方**：百合、白木耳、黑木耳、蓮子、蓮心、薏仁各適量，熬粥常食。此方平和，適合於缺碘、不缺碘的各類甲狀腺癌。

（3）**玉米鬚蘆葦百合飲**：天花粉、玉米鬚、蘆葦根、荸薺、百合各適量（缺 1 ～ 2 味無妨），泡茶常食或煮沸後代茶，常常飲之。適合於各類甲狀腺癌。

（4）**海參炒蝦**：海參發好，煨爛，用蝦子拌炒，做菜餚時常食用，只適用於缺碘引起的甲狀腺癌及手術後。

（5）**海蜇木耳蝦仁羹**：上好鮮湯放入海蜇頭、黑木耳、香菇、蝦仁，共煮成羹食用，只適用於缺碘引起的甲狀腺癌。

膀胱癌：要多喝水

膀胱癌是泌尿系統最為常見的惡性腫瘤，可發生於膀胱的各層組織。按組織發生學分為上皮性癌和非上皮性癌，其中 95% 以上為上皮性癌。好發年齡為 40 ～ 60 歲。該病病因可能與職業、化學物質、吸菸、藥物，以及異物長期慢性刺激等因素有關。

前面所提到的美國著名腫瘤專家大衛斯揭露說：「在製造工業染料的杜邦工廠，成批出現了膀胱癌病例。」「每十個工業染料工廠工人就有一個罹患膀胱癌。」比正常人要高出數十倍！可以明確地肯定：「在較髒、灰塵較多的行業中工作的人，會罹患特定的癌症。」

她深入分析認為：「工作場所的多項致癌成因，從輻射一直到多種特定的有毒化學物，像石棉、苯胺染料、芳香胺、煤油、葉岩油、原油、苯、鉻酸鹽，以及四碳基鎳等。隨著曝露程度的不同，罹患膀胱癌的機率也各自不同。生產這些產品的工人直接吸進這些

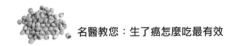

化學物質或經由皮膚吸收，他們的致癌機率也最高，大約每 10 人中會有 9 個人罹患膀胱癌。」在工廠附近工作或居住的人，相關癌症的發病率也明顯升高。

本病的飲食調整，最重要的是多喝水，可以每天 8 升以上，並且不要憋尿，有尿意及時排出。多喝水有助於多形成尿液，沖洗膀胱；並及時排除毒素。

1. 膀胱癌飲食準則

(1) 保持健康的飲食習慣，多吃新鮮的蔬菜、水果及其他有助於抗癌的食物，如海帶、海藻、洋蔥、大蒜、蘑菇、蘆筍等。

(2) 日常可選擇有利尿或止血作用的食物為宜，如西瓜、紅豆、白茅根、生地黃、鮮藕節、芥菜、冬瓜等。

(3) 禁菸，少食辛辣助濕熱食物，多食具有清熱作用的食品，如荸薺、黃瓜、香蕉、竹筍、番茄、苦瓜、柿子、綠茶、綠豆、海帶等。

2. 膀胱癌食療方

(1) **綠茶**：每日泡飲，適用於膀胱癌手術後，或未經手術者。

(2) **薑黃蜂蜜飲**：薑黃 10 克煮沸，加少許蜂蜜代茶飲用。適用於膀胱癌伴尿痛、尿頻者。

(3) **生菜沙拉**：用胡蘿蔔、生高麗菜、萵苣各等量，洗淨切成小塊，用沙拉醬拌勻，加少許鹽，經常食用，適用於膀胱癌尿血、尿頻者。

(4) **紅豆內金粥**：紅豆 50 克，雞內金研細末 15 克，同煮粥，每日 2 次食用，適用於膀胱癌患者。

(5) **生地竹葉粥**：生地 30 克，竹葉 10 克，木通和生甘草各 5 克，共煎湯，以此湯代水煮粥食用，用於膀胱癌尿道灼熱、尿血和尿痛者。

腦瘤：飲食清淡有營養

生長於顱內的腫瘤通稱為腦瘤，包括由腦實質發生的原發性腦瘤和由身體其他部位轉移至顱內的繼發性腦瘤。近年來，顱內腫瘤發病率呈上升趨勢，據統計，顱內腫瘤約佔全身腫瘤的 5％，佔兒童腫瘤的 70％，而其他惡性腫瘤最終會有 20％～ 30％移轉入顱內。由於其膨脹的浸潤性生長，不論其性質是良性還是惡性，都勢必使顱內壓升高，壓迫腦組織，導致中樞神經損害，危及患者生命。

本病病因至今不明，有研究者認為，本病的發生與長期的飲食結構、生活習慣、環境等因素造成體質酸化，人體的免疫功能下降有一定的關係。

1. 腦瘤飲食準則

(1) 腦瘤：中醫認為，本病多表現為「風」證，可以用袪風、熄風方法食療，如菊花、桑葉之類。

(2) 腦瘤患者忌用熱性升提、燥熱屬性的食物，如花椒、胡椒、辣椒等，以免加重病情。

(3) 由於腦瘤常易嘔吐，所以宜進食清淡而富於營養的食物，飲食多樣化，烹調食物多採用蒸、煮、燉的方法，忌食難消化的食品，禁飲酒。

(4) 進食適量糖類，補充熱量。大劑量電療患者，可使其體內的糖代謝遭到破壞，糖原急劇下降，所以宜多吃米、麵、馬鈴薯等含糖豐富的食物以補充熱量。

2. 腦瘤食療方

(1) **菊花茶**：日常可用菊花泡茶飲用，用於腦腫瘤頭痛頭暈者。

(2) **菊花桑葉粥**：菊花、桑葉各 30 克，共煎湯，以此湯代水煮

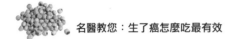

粥常食。適用於腦瘤頭痛、目糊者。

(3) **海蜇頭炒海參**：海參 200 克發好，加入海蜇頭 200 克，共煨熟食之，用於腦瘤治療後復發者。

(4) **炸核桃仁**：核桃仁拌以醬油、糖，油炸食之，用於腦瘤術後體虛、頭痛耳鳴、腰痠乏力者。

(5) **女貞枸杞粥**：枸杞、女貞子各 30 克，煎湯代水共煮成飯或粥常食，用於腦瘤伴有視力減退，頭暈耳鳴者。

(6) **枸杞菊花飲**：枸杞子 30 克，菊花 10 克，煎湯代茶飲，用於腦瘤伴有眼球突出，視力減退者。

骨肉瘤食療方

骨肉瘤好發於青少年，男性較多，是一種嚴重影響身體健康的疾病。骨肉瘤最大的發病特點之一就是發病突然，開始表現為關節周圍間歇性疼痛、痠痛、鈍痛，隨著病情加重，疼痛劇烈、難忍，且持續時間長，用止疼藥無效。而且疼痛會向其他部位發散，關節活動受限，運動時關節疼痛加重。

1. 骨肉瘤飲食準則

(1) 電療期間或電療後，易出現津傷反應，則當食用一些滋陰津之品，如綠茶、藕汁、荸薺、梨、枇杷、綠豆、西瓜、蘆筍、茅根、杏仁、無花果、蜂蜜、海參、鯽魚等。

(2) 化療期間或化療後，出現白血球下降時，宜補充動物肝臟、瘦肉、魚類、紅棗、桂圓、紅豆、蘑菇、鯊魚、核桃等有抗癌和升白血球作用的食品。

(3) 患者出現食欲不振、消化不良、腹瀉等症時，可選食能健脾胃的食物，如薏仁、蘿蔔、山楂、奇異果、葵花子、核桃、鯉魚、銀魚、泥鰍、胖頭魚、草魚等，能健脾開胃，保護消化功能，減輕

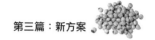

化療副作用。

(4) 手術後，患者多氣血虧損，可酌情多吃一些補血的食物，如山藥、紅棗、桂圓、核桃、蓮子、瘦肉、河魚、雞蛋及乳製品等，適當吃一些新鮮蔬菜和水果。

2. 骨肉瘤食療方

(1) **靈仙核桃仁**：威靈仙 10 克，煎湯，以湯代水煮核桃仁，加入糖，至水乾，食核桃肉。用於骨肉瘤骨痛者。

(2) **骨脂桂圓**：補骨脂 150 克，桂圓肉 100 克，共煎湯，以湯代水煮飯食用。用於骨肉瘤手術後乏力、腿足痠軟者。

(3) **骨碎補粥**：骨碎補 150 克，煎湯代水煮飯食用，用於骨肉瘤手術後或骨質有破壞者。

(4) **核桃仁豬腰湯**：豬腰 2 對洗淨切成塊，與核桃仁 50 克共煮湯食用，適用於骨腫瘤手術後。

惡性淋巴瘤食療方

惡性淋巴瘤是淋巴結或淋巴結外淋巴組織的惡性腫瘤，屬於血液系統疾病。從發病群體來看，從幼兒到老人，各年齡段都有，青壯年發病率較高。淋巴癌的發病因素包括：化學致癌物質：包括空氣污染、食品污染、水源污染、室內裝修污染等，生物因素：病毒感染、細菌感染等，有些病毒、細菌對於致癌有直接作用。要預防淋巴癌的發生，平時應注意生活細節，適當鍛鍊身體，飲食也要注意。

1. 惡性淋巴瘤飲食準則

(1) 患者電、化療後，常常導致厭食、噁心、嘔吐、胃部不適和腹脹，還可因口腔、咽喉疼痛和飲食無味、口乾舌燥等症狀影響進

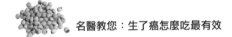

食。首先要安排多樣食譜，盡量做到色、香、味、形俱全，飯前可以服用多酶片。

(2) 發熱宜吃豆腐渣、無花果、大麥、綠豆、苦瓜、菱等食物。腹脹明顯時，可口服一些理氣的中藥，如陳皮、佛手、木香等。對於口腔及咽喉部潰瘍疼痛，不能進食者，可改用流食，如牛奶、麥片粥等，以及淡味食物。如唾液分泌減少造成口舌乾燥，可以選檸檬汁、烏梅汁作飲料服用。

(3) 淋巴結腫大者，宜吃荸薺、芋頭、核桃、荔枝、田螺、牡蠣等。

(4) 忌咖啡、濃茶等興奮性飲料，忌辛辣刺激性、肥膩、油煎、黴變、醃製食物，忌羊肉、菸和酒。

2. 惡性淋巴瘤食療方

(1) 煮粥將成時，加入鹽少許，生薑 3 ～ 5 片，略沸即可，用於惡性淋巴瘤化療時噁心者。出現嘔吐者，可將生薑切成片，用一片生薑含入口中，慢慢含嚥。

(2) 新鮮佛手、生山楂共煮泡，以此湯代茶飲。用於惡性淋巴瘤化療後胃納不佳者。

(3) 花生連衣共煮，加糖或鹽或五香粉食用，用於惡性淋巴瘤化療後血小板減少者。對於白血球減少者，用黃耆 50 克、枸杞子 30 克共煎湯，以此湯代水煮粥或飯食用。

(4) 芋頭煮熟食時去皮，以川貝末 3 克與糖拌勻，用芋頭蘸食，可在惡性淋巴瘤化療間歇期食用。

(5) 鯽魚去內臟，腹內放入切碎之香菇、已煮熟的薏仁，清燉食之。用於惡性淋巴瘤乏力、貧血者。

(6) 蘋果、香蕉、哈密瓜各 100 克，切成小塊，用沙拉醬拌勻進食，用於惡性淋巴瘤發熱後口乾不思飲食者。

(7) 黃耆 100 克，升麻 10 克，共煎湯，以此湯代水煮粥或飯食用。

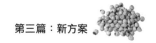

用於惡性淋巴瘤乏力氣短、身體虛弱者。

白血病食療方

　　白血病是造血系統的一種惡性疾病，發病機制複雜，目前尚未被完全認識，治療效果（尤其是遠期療效）尚不夠滿意，嚴重威脅著患者的生命。

1. 白血病飲食準則

　　(1) 多吃蔬菜和水果，可適量食用雞蛋、瘦豬肉、豬排骨、鴨肉、蘋果、梨、桃子、柳丁、西瓜、蓮藕、苦瓜等清淡、富有營養之品。

　　(2) 採取少食多餐的原則：白血病患者在化療過程中，往往會出現噁心、嘔吐、腹脹、腹瀉等消化系統症狀，此時可採取少食多餐的進食方法，或在三餐之外，增加一些體積小、熱量高、營養豐富的食品，如糕點、麵包、魚鬆、優酪乳、鮮蔬汁等；還可調劑些半流質或軟食，如米粥、豆腐腦、小籠蒸包等。

　　(3) 白血病患者應攝入高蛋白質飲食，特別是選用一些品質好、消化與吸收率高的動物性蛋白和豆類蛋白，如禽蛋、乳類、魚蝦、瘦肉、動物血、動物內臟、豆腐、豆漿等。

　　(4) 多攝入含鐵質豐富的食物：白血病的主要表現之一是貧血，所以在藥物治療的同時，鼓勵患者經常食用一些富含鐵的食物，如動物肝、動物血、豌豆、黑豆、綠色蔬菜、紅棗、紅糖、黑木耳、芝麻醬等。

　　(5) 忌食辣椒、胡椒、芥末等辛辣之物，忌食羊肉以及鹿茸、胎盤等熱性補品。

白血病食療方

　　(1) 雞血湯內加入豆腐或者粉皮，用於各類白血病伴有發熱者。

(2) 生石膏 100 克、寒水石 50 克，共煎湯，以此湯煮粥，用於白血病發熱較高或發熱有汗者。

(3) 香菜炒肉絲，常食對於白血病有惡寒發熱而體力較差者適宜。

(4) 紅棗、黑棗各 50 克，黑木耳 30 克，共煎湯，加入冰糖食用，用於白血病有貧血者。

(5) 花生、栗子、紅豆各 20 克，銀杏 10 克，煮爛加糖食用。每日 1 次。用於白血病有少量出血、貧血、體力不足者。

第四篇

新參考

1. 管不好嘴，後果很嚴重

2. 糾正一些認知盲點

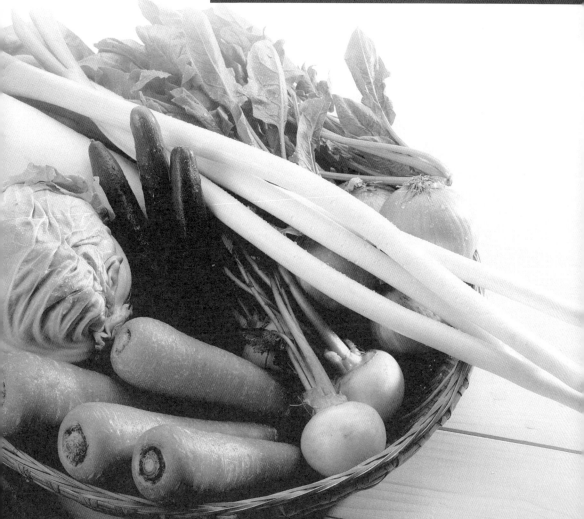

一、不控制貪嘴，後果很嚴重

1. 康復期，不貪嘴更重要！
2. 寧可扔掉，不吃菜湯、菜尾。
3. 少吃一口，多活一天。
4. 少應酬，更健康。
5. 兩次饞嘴花了冤枉錢！

不貪嘴，比什麼都重要

　　在臨床上，我們常發現這種現象：癌症患者在治療期間，患者及家屬一般對「嘴」總管得很嚴，遵從醫囑，不會亂吃。然而到了康復期和恢復期，有人就忘乎所以，失去警惕性了。或是認知上的盲點或饞嘴，圖一時口腹之欲，管不住「嘴」，臨床上因貪嘴而造成的悲劇不少。

　　有一個鼻咽癌患者，當時他的下顎雙側有淋巴轉移，做了電療。在何教授那裡中藥調理控制得很好。一開始他由於怕，因為看到同病房的人都「走」掉了，所以很注意飲食。這樣平安地控制了五年後，他覺得安全了，加上家裡經濟條件比較好，出國旅遊去了歐洲一圈回來後，發現沒出什麼問題；又到北美洲去，心理上鬆懈後，飲食也就不受控制，海鮮、肉類放開肚子吃。

　　不久，兩個下顎淋巴又腫大了，嚇壞了他，一查有可能是轉移，因為這時他已做過電療、化療，何教授建議他用中藥內服調理為主，再加外敷，看淋巴能不能消掉，但是必須嚴格控制飲食，要清淡些，最後總算控制住了。現在，再建議他放開吃，怎麼他

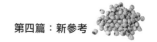

也都不敢了。

所以，康復期，不貪嘴更重要！

你的胃不是「垃圾桶」

我們臨床注意到，很多上了一定年齡的 60 ～ 70 歲的老太太，生了像腸癌等不該生的病，常會跟何教授說：「我一輩子吃得非常清淡，我不吃肉」，但是我們發現她們有一個特點，由於受舊觀念影響，她們很節儉，吃完飯後的菜湯、菜尾，她們捨不得倒掉，會一古腦兒吃下去，自己的胃就像「垃圾桶」，把自己也吃得胖胖肥肥的，正是這些菜湯菜尾裡有大量油脂，大量調味品，吃出了問題。

所以教授臨床中，對於肥胖的中老年女性有一個特別的告誡：寧可扔掉，不要吃菜湯、菜尾，這是很不好的一種習慣。

千萬別去踩「油門」

何教授還對一個患者非常感慨。

這位患者生了乳癌，住在某醫院豪華的套房裡。兩年半中用了各種辦法，標靶治療藥物也用了，乳癌一直控制不住，後請何教授會診。何教授第一眼看到她臉白白胖胖的，不像反覆化療的樣子，她自己也說吃得下，身體很好，心裡便明白了大半。又注意到她病床旁邊是一堆的膠原蛋白罐子，就問她：「你知道你為什麼總是控制不住嗎？」她說：「不知道啊，我用了標把藥物，花了很多錢，就是控制不住啊！但是我不難受！」

何老師一句就點出要害來：「你飲食有問題，第一，你一定天天以膠原蛋白為主，這些膠原蛋白都是你吃的吧？」她答：「對啊！都是我吃的，所以我營養很好！」「第二，你是不是常吃甲魚？」她答：「對啊！」因為她父親是政府的高級官員，地方上

老是有人送大量野生的甲魚過來，她每天吃一隻。何老師就告訴她：脂肪、蛋白類是合成雌激素的原料，脂肪、蛋白類攝入過多，所以你的雌激素指數降不下來。雌激素對乳癌細胞，就像癌細胞生長中的「加油」因子，就像「踩油門」的道理；所以你會一邊打化療靶把藥物，癌細胞一邊長。首要的事必須先把「嘴管好」！那位患者愣了半天，說：「從來沒醫生跟我說過這話啊！看來我是進入盲點了」！所以千萬不要以為這是一個小問題。

少應酬，更健康

應酬時，高脂肪、高膽固醇，油膩的食物攝入過量，觥籌交錯，美酒佳餚，胃腸道負擔過重，有很大的危害，有時甚至是致命的！

筆者知道這樣一個案例，讓人惋惜。

一位胰臟癌患者，在何教授門診用中藥調理得很好。他原是一家公司的高級主管，平時應酬就多，得病後拒絕一切應酬，認真配合醫生治療，牢記教授和我們的囑咐。後來覺得康復不錯，這位朋友就慢慢地恢復了工作。主管應酬總是難免，不過他也盡量推辭。有一次，上級來視察，要宴請。他在席間喝了幾杯白酒，抽了兩根菸，吃了兩個螃蟹，回家沒多久就腹部難受，疼痛難忍，到醫院沒搶救過來，人就這樣走了。本來康復得已經很不錯了，就被這酒肉應酬給奪去了性命，實在是令人惋惜！

因此，應酬多，菸酒肉食多對癌症患者康復絕對無益。要少應酬或不應酬，不要為了口欲，傷害了健康，甚至犧牲了生命！

少吃一口，多活一天

對於胃癌、腸癌，吃得過飽、太好，易引起消化障礙甚或梗阻；腸癌吃過多高蛋白、高脂肪食物，易於復發，這在臨床中已得到廣

泛證實。

對於乳癌、卵巢癌，飲食過飽、過好，易引起營養過剩，體重超重，雌激素指數易上升，更易出現轉移和復發，給治療增加難度。至於肝癌，特別是胰臟癌，暴飲暴食往往是發病的直接誘因。

有朋友曾很惋惜地和筆者聊起了一位已故患者。

那是一名胃癌患者，生前有錢有勢，身家千萬。他堅持吃何教授開出的中藥，積極鍛鍊，康復得不錯，以前每餐吃半碗的，後來能吃一碗飯。感覺好了以後，他的工作也漸漸多起來了，飯局也多了，還經常參加朋友聚會。有一次朋友過生日，被邀請去聚一聚，興奮之餘，他也就忘乎所以了，酒肉也不禁了，餐後不久便出現消化道梗阻，病情突然惡化，沒幾天就撒手離世了。

因此，何教授有一句名言：「少吃一口，多活一天。」儘管不同癌症患者吃得過飽、吃得過好的危害不盡相同，但「少吃一口」卻是科學真理。

兩次饞嘴花了冤枉錢

消化道癌腫，特別是膽道癌、胰臟癌、腹部腫瘤和肝癌患者，要特別注意吃的問題。要特別謹慎那些高蛋白質、高脂類飲食，因為吃下去很可能誘發膽汁和胰液分泌大量增加，這時候由於病理因素，腹部結構又往往有點紊亂、狹窄，很可能出現意外。

有位膽道癌患者，聽別人介紹來找導師求助。何裕民教授用中醫藥內服外敷治療後，幾天後腹水明顯消退，之後進一步中醫調理，黃疸也逐漸消失了，恢復得很好，於是回家了。

因為很長一段時間忌口，患者本人又特別好吃，所以回到老家後就特別想吃、嘴特別饞，而且他的胃口本身就很好，由於教

授特別關照的：高脂類、高蛋白質類不能吃，家屬一直都沒敢給他吃。有一次下午女兒陪他上街，他硬是要女兒買2隻雞腿給他；兩隻雞腿一吃，當天晚上就疼得厲害，然後再次出現黃疸，急診住院。又是中醫藥又是西醫打針，前後十幾天，花了5萬多……

半個月以後，女兒又陪他上街。這次母親叮囑女兒，千萬不能給他買任何吃的東西！這個人嘴很饞，他認為上次是偶然的。所以女兒過馬路去郵局取款的時候，他看到旁邊有家麥當勞，就又去買了兩隻雞翅，兩隻雞翅吃完後，很快就腹痛，又送進醫院去了。後來他被送到何教授這裡治療時，被教授狠狠地批評了一頓。他老婆也在旁邊不斷地指著他的鼻子說：「第二次住院又花費了6萬塊錢，你兩次饞嘴，花了11萬不說，給自己造成多少痛苦？」最後，這位患者還是死於饞嘴後的急性消化道梗阻。

因此，消化道腫瘤，特別是腹部腫瘤、胰臟癌、膽囊癌、膽道癌、肝癌、食道癌、胃癌等患者，尤其要注意飲食問題，注意要少量多餐，不能一次性地過量進食，高脂肪、高蛋白質飲食要格外小心，對油炸的東西要敬而遠之。

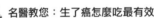 半斤熗蝦送了命

何教授常常談起一個非常典型的案例。

1990年前後，有位老人，他平素一直喜歡喝白酒，喝了白酒後出現了梗阻等的食道症狀，確定他患的是食道癌。當時已飲食非常困難了；治療後，食道打開了一點，能吃點東西；過了一年半，經過調理，老人飲食已基本正常。

這個老人特別饞嘴，因為當地人喜歡吃酒熗的東西，女兒每次取藥方時都會問何教授，能不能讓父親吃一點，何教授都明確地說不宜吃。兩年後的夏天，他親自來求診，很執著地求何教授，

說能不能吃一點點，就吃一點點！夏天實在是口淡。拗不過他，何教授答應說：一定要吃的話，只能少量吃一點點，解解饞。回去以後，老人像得到聖旨似的，一定讓他老婆給他做熗蝦。一開始他真的只吃一點點，沒有什麼不適，後來老太太熗了半斤蝦，她外出後，老人一人偷偷吃完了。吃完以後 2 個小時，老人心口和肚子就疼得厲害。送到醫院去一看，結果是急性食道破裂，引起了胸腔的感染，3 日以後就去世了。

其實這是非常要命的，因為熗蝦含酒精，加上大量的基本未經過加工的蛋白質，再有很硬的角質類刺激物，故容易誘發食道癌患者不適，甚至出現意外。因此，消化道腫瘤的患者一定要注意吃。

菲律賓華僑功虧一簣

有一個案例，何教授也經常提起，因為他感到很遺憾。

一位菲律賓的老華僑，和當年的馬可仕總統家族的關係很好。1994 年確診為腸癌肝轉移；轉移到肝裡，已有 4 個病灶。在中醫藥治療之前，已在美國、香港等地花了幾百萬美金，控制不好；無奈之餘，1996 年專程來找何教授。透過中醫藥調理後 4 個病灶已經控制得非常好。控制住後一家對何教授非常感激，邀請何教授 1999 年到菲律賓去觀光旅遊。當時，他已經恢復或穩定了 3 年。在菲律賓，他向何教授提出了一個要求：因為他原來是從商的，很忙！現在太無聊了，每天早晨只能在早茶店和朋友聊天。他們都能喝酒，他也很想喝點酒，不多喝，每天只喝 50CC！行嗎？鑒於老人情懇意切，真的令人同情，故何教授就同意了。一開始，他真的一天只喝一點紅酒；過幾天後，可能因為沒有什麼不舒服，他就開始喝得越來越多；半年後一天一瓶了。一天一瓶後再過了四、五個月，也就是答應他喝酒後的第 10 個

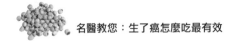

月，肝內病灶又開始快速生長。這個時候他緊張了。再次急急忙忙飛來找教授，加強中醫藥調理。結果功虧一簣，沒解決問題。從開始喝酒，到他走掉，前後正好一年。家人哭得萬分傷心⋯⋯

因此，酒精不管多少，對癌症患者都是有害的。

院長的遺憾

有個案例非常有典型意義。

此人是現任的高級主管，某學院的院長；2007 年初患胰臟癌，無法手術、也沒有化、電療，在何教授處用中醫藥調理至今已 3 年了，仍帶瘤生存，還算健康地生活著，且繼續工作。他長得瘦削，因為已經控制 3 年了，平時在家裡，一週去幾次學校。

近來他很開心，因為某大型國際展覽會在他主持下，學校幫助召集了 25000 名志願者。就在 2009 年年底時，他召集學校員工開茶話會聚餐時，茶話會上有濃咖啡，濃咖啡上有奶油，是他平素的最愛，但因為生了病，平時在家裡被看管得很嚴，不讓他吃；在學校他是老大，沒有人管。因此，他喝了咖啡，然後又享受地吃了塊旁邊的蛋糕，蛋糕上也有厚厚的奶油。結果，吃下去後不久就覺得肚子不舒服；回到家疼得厲害，晚餐也吃不了。一個電話打過來求救，何教授囑咐家屬及時送醫院，已出現輕度黃疸，調治了多日，才逃脫一劫。

胰臟專司分泌蛋白酶、脂肪酶和澱粉酶，蛋白質、脂肪和糖類攝入一多就刺激胰臟大量分泌，但是這些患者本身組織結構有異常，胰管可能有問題，而胰和膽道合流異常，因此很可能輕者誘發疼痛，重者誘發黃疸。所以，包括蛋糕類的甜點製品都要特別小心。

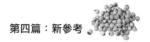

糯米飯糰誘發梗阻

曾有一個胃癌患者，平素喜歡吃糯米。她胃癌術後，原來很難受，飲食困難，經過較長一段時間的中醫藥調理後，狀況好多了。她喜歡吃糯米飯糰，她就對老公提出要吃。老公對她很好，就給她買了幾個。她午餐吃了兩個飯糰，吃完後下午就不舒服，晚餐吃不下，越來越疼，送進醫院，診斷為不完全性梗阻。

糯米黏性大，不易消化分解，消化道腫瘤患者儘管恢復得很好，能正常飲食，但是消化道還是有瘢痕，消化道的「通行」仍有障礙，像糯米之類就很可能誘發問題，因此消化道腫瘤患者特別要注意。

酒一開禁必誤事

另外一個案例也非常有說服力。

某人在 1998 年底得了胰臟癌，無法手術，也沒有電、化療，一直服用中藥調理，治療得非常成功。這人一開始也非常聽話。前五、六年嚴格按照醫囑，不應酬，沒有沾一點點酒。他誤以為是戒了五年，解禁過了，無大礙了。故第六年後，開始參與應酬了。起初他還不沾酒；不久，因為其他人都起鬨說：這麼多年了，你也應該可以解禁了，肯定沒有關係的，你可以喝點酒了！

他忍不住誘惑，開始喝點紅酒。一開始量很少；然後，沒感覺什麼。但是，一開禁後，下次就止不住了。所以基本上，三五天他總要喝點小酒，酒量不大。半年後一複查，嚇壞了：胰臟癌腫塊原來明顯縮小到 2 公分以下，現又長到 3 公分了。他慌忙又來找何教授。被何教授訓了一頓以後，重新開始認認真真服藥，認認真真控制酒與應酬，現在又穩定下來了。

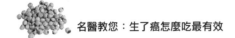

所以，世界癌症基金會強調「凡含酒精的飲料都是有害的」，這是至理名言，必須加以注意，嚴格執行，尤其對消化道腫瘤患者。

不可顧此失彼

海帶是好東西，但也必須注意，不是所有人都適宜。這裡有一個很沉痛的教訓。

何教授原來有個患者，是個女高級工程師，患肺癌兩肺轉移，化療無效，當時還沒有治療藥物，就用中醫藥，控制得非常好！連續4年病灶沒有變化，患者全家都非常感激。

有一年春節期間，家庭聚會，有個朋友告訴他：國外研究發現海帶是個好東西，中醫也證明海帶可以抗癌。她聽信了，也查了資料，就每天以海帶為主食，吃了5個月後，突然發現左鎖骨上出現了一個淋巴；一查，是轉移癌。這個轉移癌很奇怪，不像是肺轉移的；再一穿刺，確定為甲狀腺癌轉移。再一追查，她25年前，有過甲狀腺腫瘤，是介於良性與惡性之間的，手術切除了。但因大量吃海帶，卻誘發了甲狀腺癌變。

因此，很多飲食我們必須三思：不能顧此失彼。含碘高的飲食可以導致甲狀腺病變，這是沿海地區非常高發和常見的。因為，我們今天的飲食中已經不缺碘了！

因此，人們不應該再輕信以前盲目的說法「含碘高的食物可以消腫瘤」。那是對缺碘地區而言的，富碘地區不宜這樣。

雌激素：女性的雙刃劍

何教授門診中，女性乳癌、卵巢癌、子宮內膜癌的患者特別多。這裡要特別強調，這些患者要特別注意含有雌激素成分的藥品、食品，對此要嚴格控制。

有位患者，是學校的副校長，人長得非常漂亮；還沒退休前罹患了乳癌。在治療過程中，她直截了當地說：「我知道我自己為什麼會生乳癌！」原來她 40 多歲的時候因怕衰老，怕容顏衰退，就聽信了一個專家的意見，這位專家建議她參照國外時興的作法——長期小劑量服用雌激素和含有雌激素的食物。她服用了 2 年，另一個專家提醒她說這不行，這樣很可能導致乳房病變的！她很快停下來。但停下來半年後，乳腺還是出現了癌變。

因此，含雌激素的食物，要特別謹慎。

皮膚姣好者，美容須謹慎

這裡有個案例，特別有意思。

有一位患者，她是做服裝的生意的，年紀很輕，二十八、九歲，人長得很漂亮，皮膚特別好，生的是子宮頸癌。何教授給她一診脈，感覺非常奇怪；她姐姐在一邊不停強調她妹妹非常規矩，非常規矩的潛臺詞就是說沒有不良的性生活習慣！那她這麼年輕為什麼會生子宮頸癌呢？何老師直截了當地問她：「你是不是長期吃雪蛤？」她說：「對啊！我從 20 歲起就開始，每年 250 克雪蛤……」吃了八、九年結果就吃出病了。

為什麼？因為雪蛤是雌性林蛙的性腺體，富含雌激素，以前宮女用來美容的，原理是使人雌激素含量提高，使皮膚變姣好！今天，很多人也為了美容出現了問題。所以像雪蛤類、蜂膠類，但凡是動物來源的補品，務必請大家都謹慎食用。

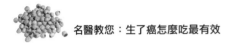

二、糾正一些認知盲點

1. 有關癌症飲食的一些錯誤說法，流傳甚廣，害人不淺！
2. 癌症患者不重視飲食，或盲目忌嘴，都不足取。
3. 13 種民間傳說孰對孰錯，要仔細考量。
4. 9 種廣告說法不可盲從。
5. 只要飲食搭配調理得好，食物就是最好的抗癌藥。

兩個極端不足取

社會上流傳著關於癌症飲食的一些錯誤說法，有些說法還很有市場。對此，不能不加以糾正，以免害人不淺！

1. 不重視飲食的作用

現代人生活面臨著諸多挑戰，其中有一個很重要的挑戰，就是健康的挑戰。健康跟飲食的關係非常密切。但是當今社會，很多人在忙碌的生活和工作當中，往往把飲食給忽略了。

有些人認為吃飯就是完成任務，能夠填飽肚子就行；或者就是一日三餐湊合，三餐不規律，速食式的飲食；或者喜歡吃什麼就吃什麼，而不注意飲食營養搭配，沒有好好思考，吃下去的食物對我們的健康到底有益還是有害。這樣的現象在我們身邊比比皆是。

久而久之，不正常的飲食就會對健康造成負面影響，如我們今天看到的諸多「富貴病」（如癌症、心血管疾病、糖尿病、肥胖症、骨質疏鬆症和結石病等）愈來愈猖獗，與不正常的膳食關係尤為密切。所以，我們不能漠視食物的作用，它與我們的健康息息相關。

古代醫家很重視合理飲食對人體健康的積極作用。宋代陳直注重飲食之調養，認為精、氣、神乃人身之三寶，飲食則是精、氣、神三者的物質基礎。明代御醫龔廷賢在《壽世保元》中說：「人知飲食所養生，不知飲食失調亦以害生。」明代藥學家李時珍認為：「善食者養生，不善食者傷身。」清代名醫王孟英也說：「國以民為本，人以食為養，而飲食失宜，或以害身命。」這些論述告訴人們，合理飲食能養生延年，但飲食若調理不當，也會對健康造成不良影響。

2. 盲目忌嘴，同樣不提倡

不少醫藥文獻中都有「忌口」的記載，在民間也廣為流傳。比如治痢疾時忌食油腥之物；治療胃病忌食辛辣食物；治療感冒就應以清淡飲食為主；肝癌患者忌食油炸食品和酒，等等。

有的癌症患者可能有這樣一種觀念，就是營養越好，癌症就會生長得越快，因此就嚴格控制飲食，寧可自己吃得少一點、素一點，甚至這個不吃那個不吃，絕對講忌諱。如本來喜歡吃魚的，現在不敢吃，特別對海魚，敬而遠之；聽說肉類不能多吃，從此就吃素了；聽說油多吃了不好，從此就滴油不沾；喝中藥時就不敢吃綠豆和蘿蔔，不敢喝綠茶……諸如此類的禁忌很多。

患者希望透過「饑餓」療法把癌細胞給「餓」死。殊不知，這樣做的結果是腫瘤患者自己最終因為營養不良而被「餓」死了！

我們看到很多癌症患者在去世前，往往皮包骨頭，極度消瘦，這與腫瘤失控生長導致的過度消耗、機體營養攝入不足、營養物質的代謝異常和營養流失增加密切相關。

因此，飲食抗癌的第一原則就是強調飲食多樣化。維持健康的身體，就要把握不偏食、多樣化的原則！什麼都吃，適可而止很重要。因此，腫瘤患者適度合理的營養是癌症治療和康復的有力支持。

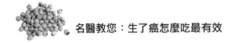

獲得有效的營養補給，不僅能提高手術的成功率，減少術後併發症，還可增強機體對電、化療的耐受性，改善癌症患者的生存品質。

癌症患者適當的忌口是必要的，但要針對具體情況。正確的作法是：應強調食譜宜廣，適當偏素、偏粗（糧），盲目拒食動物性食物也不可取。因後者可提供人們許多素食中不具備的必需成分，如優質蛋白質、必需胺基酸和脂肪等，只是要注意適度食用。

因此，癌症患者和家屬都要學習一些「吃」的科學方法，摒棄錯誤認識，使患者在與癌症抗爭的過程中保持良好的體能和充足的精力，力求做到勝券在握。

民間傳說要考量

關於癌症怎麼吃的話題，民間有各種各樣的說法。莫衷一是！其中，不少是錯誤甚至荒謬的，有必要做出考量。

1. 雞是禍，鴨是補嗎？

現在很多癌症患者對雞和鴨有誤解、偏見，認為生了癌症後，鴨是補的，雞不能多吃。甚至有的患者從此就不吃雞蛋，只吃鴨蛋。

鴨蛋、雞蛋就成分來說，兩者並無質的差別。我們在臨床上也沒有看到因吃雞蛋而復發的案例。不過，新的研究（美國）表示：不主張多吃雞蛋，每天控制在 1 個以內（就是說，不必每天一個蛋，更不要一天多個蛋）。因為蛋類本身膽固醇較高，而老年人自身代謝膽固醇的能力有所下降，雞蛋食用過多，易引起代謝綜合症（如高血壓、脂肪肝等）的發生。

從現代營養學角度來看，雞和鴨都屬於家禽類，兩者本身都營養價值豐富，營養上兩者差異不是很大。只是強調二點：一、 適當吃，雞畢竟也是動物，其蛋白質、脂肪含量不低；二、 飼養場的雞，少吃為妙；農民散養的雞不錯；速食的炸雞等食物還是少吃為好。

很多人經常光顧各式各樣的速食店去吃炸雞和漢堡等速食食物。而現在大多數動物的飼養方式確實令人不敢恭維，現今許多食物，特別是雞肉、牛肉和豬肉等，都使用過各式各樣的荷爾蒙，特別是雌激素，食物中也被檢出含有雌激素成分或類似雌激素的成分，原因之一就是這樣可以縮短動物的飼養週期。也就是說，我們每天都在不知不覺地食入這些荷爾蒙成分。而這些荷爾蒙成分就會隨著食物進入我們的消化道，透過腸道吸收，進入血液。然後，由血液循環帶到全身，包括乳腺組織。大量進入乳腺組織的雌激素就會在乳腺組織中引起各種反應，其中就包括使乳腺組織增生。最終，就有可能導致乳癌的發生。

因此，建議人們，特別是腫瘤患者，還是遠離生長週期短、各種速食類動物性食品。

2. 河魚沒關係，海魚能吃嗎？

顧名思義，河魚和海魚最大的區別在於其生長環境。嚴格說來，不管是淡水魚還是海魚，其營養成分大體相同，總體營養價值很高。

首先，魚肉中蛋白質含量豐富，其中所含必需胺基酸的量和比值很適合人體需要，因此是人類攝入蛋白質的良好來源。其次，魚肉中脂肪含量較少，而且多由不飽和脂肪酸組成，人體吸收率可達95％，具有降低膽固醇、預防心腦血管疾病的作用。第三，魚肉中含有豐富的礦物質，如鐵、磷、鈣等；魚的肝臟中則含有大量維生素 A 和維生素 D。另外，魚肉肌纖維很短，水分含量較高，因此肉質細嫩，比畜禽的肉更易吸收。可以說，與營養價值很高但不易吸收的食物比起來，魚肉對人們的健康更為有利。

營養成分差不多，並不等於二者的營養價值完全一樣。海魚在營養成分的含量上比河魚多，營養價值略勝一籌。

海裡的營養極其豐富，尤其含有大量營養鹽，使海魚中礦物質

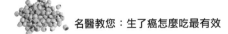

和維生素含量更高。此外，海魚的肝油和體油中含有一種陸地上的動植物所不具備的高度不飽和脂肪酸，其中含有被稱為DHA（二十二碳六烯酸）的成分，是大腦所必需的營養物質，對提高記憶力和思考能力十分重要。另外，海魚中的 ω-3 脂肪酸、牛磺酸含量都比淡水魚高得多，對心臟和大腦具有保護作用。

常聽到血液膽固醇高的人說，他們不能吃海鮮，因為其中膽固醇含量太高，有些人甚至對海魚也望而卻步，其實這是個認知盲點！

很多海魚都富含不飽和脂肪酸，非常適合於膽固醇高的人食用，因為牠們具有很好的降低血脂和預防血栓作用。

但是有研究顯示，甲殼類、貝類水產品中的重金屬含量明顯高於淡水魚及多數常見海魚。工業「廢水」排放到江河湖泊，其中含有的重金屬元素，如汞、鎘、鉛和多環芳烴等對水體造成污染，可透過食物鏈的生物富集作用而在生物體內達到很高的濃度，使得貝殼類水產品中的有害物質可能高達其他周圍生存環境濃度的數百甚至數千倍。人體食用了含污染物較多的水產品以後，導致人體出現腫瘤等疾病。研究發現攝入較多的鎘，可能與人類前列腺癌、高血壓、動脈硬化和心臟病等都有關。所以貝殼類海鮮要適可而止。

前述的國際研究結論強調要多食魚，這個魚主要就是指海魚！因為國外很少吃河魚，河魚是中國人的最愛，故建議可以放心地吃海魚。當然，對於海魚，我們強調是你以前就一直吃的，已經適應了的，而不是以前從未吃過的。否則，從未吃過的有可能出現過敏！

3. 有鱗魚與無鱗魚無差異

民間往往有這樣的說法：無鱗魚是發物，患者吃了，會加重疾病，只能吃有鱗魚。其實這種說法沒有科學依據。

所謂無鱗魚和有鱗魚，只是魚種不同而已，兩者在營養價值上並無太大的差別。一般來說，無鱗魚大部分生活在深海裡，主要為

鰻鱺目的魚種，比如海鰻和海鱔等；淡水魚中的泥鰍和河鱔也屬於無鱗魚。沒有科學證據證明，食用無鱗魚後有明顯的「發」的表現。

當然，因無鱗魚含有較高的膽固醇和脂肪，所以老年人、癌症患者和肥胖的人應該盡量少吃。

4. 甲魚不可能變成白血球

現在無論健康人還是乳癌患者，很多人都時髦地吃甲魚補身體。

筆者曾舉辦演講，遇到一位乳癌患者，30多歲，體型微胖。她告訴筆者：「自己乳癌手術後，接受化療，不到6個月就出現癌轉移，怎麼這麼快就轉移呢？」還沒等筆者開口，旁邊的一位女同事就搶先說：「她啊！是吃出來的轉移。」患者聽了之後也很不好意思，點頭說：「她是和我一起運動的好朋友，彼此很熟，我接受化療時，家裡人擔心化療後白血球指數下降，人受不了，幾乎每做一次化療前，姐姐和姐夫就到處託人找野甲魚，買蝦、膠原蛋白、鰻魚等給我吃，別人說什麼好就吃什麼，想不到轉移得更快了。」在癌症患者中，有這樣認識盲點的還很多，要引起重視！

雖然癌症患者需要營養，但由於癌症在侵蝕人體的過程中，嚴重破壞了人體各器官的功能，使患者的味覺減退，食欲下降，消化功能很差。這時如勉強患者多食甲魚、海參等不易消化的大補食物，以補身體，不但不能消化吸收，還會加重胃腸消化吸收功能的障礙，進一步加重厭食，造成「雪上加霜」，實是欲速則不達，反而有害。

有人認為，甲魚可以補白血球，但是臨床上化療後很多人因消化功能差，硬著頭皮吃甲魚，卻引發了嚴重的消化功能障礙。再說，即使甲魚等吃進去，也不會變成一個個活潑的白血球。而康復期營養過剩，機體代謝旺盛，不僅可「減壽期──縮短壽命」；代謝旺

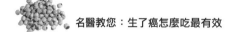

盛更有利於蟄伏的殘存癌細胞死灰復燃，誘導復發。特別是當今都
會區患的大多是「富癌」，富營養化是其蠢蠢欲復萌之沃土。

因此，無論從臨床角度和研究角度，都表示癌症患者不能亂補
甲魚。對於消化道腫瘤、婦科腫瘤，甲魚屬於絕對禁忌，前者易引
起胃腸負擔加重，甚或誘發梗阻；後者則有可能因刺激雌激素指數
升高而不利於康復。

總之，盲目聽信民間傳言多食甲魚，常有害無益。臨床上因亂
補出亂子、甚至喪命的不在少數，不可不慎！

5. 癌症與「發物」無關

提到「發物」，有人就說這個不能吃，那個不能吃，吃了會
「發」。我們在臨床中，曾發現有些癌症患者，自從得了病以後，
飲食就很謹慎，聽信傳言，認為雞是「發物」，不敢吃，而只吃鴨；
竹筍是「發物」，避而遠之；海魚是發物，碰都不敢碰……我們問
他們：「為什麼有這麼多禁忌？」患者說：「這些都是『發物』，
吃了會加重病情」。這種聽信坊間各種傳說，雞、魚等一概拒之，
只食少量蔬菜、粗糧，這種做法不提倡。

癌症和「發」不一樣，所謂的「發」，是個過敏的概念。傳統
意義上所謂「發」，本意是指由於過敏體質或過敏性疾病，如哮喘、
蕁麻疹和其他皮膚病患者等，吃了某些食物，特別是異體蛋白質類
的，如牛奶、蝦、海鮮等之後，很容易誘發過敏。但癌症並非過敏
性疾病，故不屬此列。

1990 年代末，何教授治療過一位腸癌患者，她先生是當時
某公司的總經理，她跟著先生到中國來，情況控制不錯後，她開
始向何教授訴苦。

她說：「何教授，我原來是生活在紐西蘭，特別愛吃魚，但
現在都不能再吃了，一吃就拉肚子，人們也常說魚容易『發』。」

何教授教給她小小的一招祕訣：建議她每天吃點助消化的多酶片。因為癌症患者化療後，消化道分泌消化酶的功能下降了，吃一點酶的製劑往往有助於消化吸收。她吃了沒幾天後，就興奮地告訴何教授：我吃魚再也不拉了！身上也不癢了！

其實，臨床上的確有不少腫瘤患者像這位太太一樣，吃了這些食物會表現出不適，甚至泄瀉等。這大多是由於癌症患者經歷過化療等創傷後，其消化功能受重創，胃腸道原本分泌消化酶的某些細胞遭破壞，消化酶分泌減少，故對相應食物的消化吸收能力喪失，食後易誘發腸功能紊亂，出現不耐受現象。

對此，適當調整一下就可以了。調整的辦法有三點：一、中醫藥調整；二、少吃高蛋白高脂肪的大魚大肉，吃的東西盡可能煮爛些；三、加消化酶製劑，如多酶片等。對經歷過化療的中老年人的消化不良，這是調補的一個非常好的方法。

6. 竹筍與「發」無關

竹筍自古被視為菜中珍品，味道鮮美，含有豐富的蛋白質、胺基酸、糖類、鈣、磷、鐵和各種維生素 B 群等營養成分，其味鮮與所含的各種胺基酸有關。竹筍具有低脂肪、多纖維的特點，能促進胃腸蠕動，利於排便，故有清腸胃，消食脹之功。中醫認為竹筍具有清熱化痰、和中潤腸等功效。

因竹筍含膳食纖維較多，不太容易消化，故患有胃潰瘍、胃出血、腸炎等胃腸道不適者少吃。此外，竹筍含大量草酸，會影響人體對鈣的吸收，所以患有尿路結石、骨質疏鬆、佝僂患者不宜多吃。

但關於竹筍問題，對於腫瘤患者來說，它引起腫瘤復發的證據不足。一般地說，偶爾吃點不會有影響。

7. 鹹菜一點不能碰嗎？

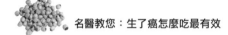

現在各種報紙、電視、網路對膳食營養很關注，宣傳較多，基本一致的認識都認為，鹹菜裡含有亞硝酸鹽，對健康不利，對癌症患者不合適。民眾也深受影響，特別是癌症人群，對於鹹菜，即使偶爾想吃，也往往一點都不敢碰。

其實大可不必如此。對於腫瘤患者，在治療和康復期間，往往胃口很差，胃腸道消化功能弱，此時我們建議患者多食粥，易於消化，適合胃腸道。在吃粥的同時，偶爾配點鹹菜，也能增加患者胃口，改善食欲。不過，在吃鹹菜時，要注意以下幾個方面：

1. 鹹菜不能吃太多。

2. 據科學測定，鹹菜在開始醃製 3 ～ 8 天後，亞硝酸鹽的含量達到最高峰，20 天後基本消失。所以建議在吃鹹菜時，最好在醃製 1 個月以後再食用。

3. 吃鹹菜前，可用水煮 2 分鐘，或用熱水清洗的方法處理，可在某程度上去除鹹菜中殘存的亞硝酸鹽。

4. 維生素 C 可在一定程度上防止胃中亞硝酸鹽轉化為亞硝胺，因而具有抑制亞硝胺的致癌作用，減少患癌的機率。所以在吃鹹菜時，可以適當多吃點富含維生素 C 的食物。如新鮮的綠色、橙色、黃色的瓜果和蔬菜等。

8. 豆腐乳不可怕

民間食用豆腐乳極為普遍，現在很多人這樣認為，豆製品是好的，含蛋白質較高，對健康比較有益，但往往認為，豆腐乳是經過發酵和醃製而成的，腫瘤患者往往不敢吃。

豆腐乳因其營養價值極高而素有「東方乳酪」之稱。中醫認為其具有養胃調中、潤燥除濕等功效。腐乳富含蛋白質、碳水化合物、不飽和脂肪酸、礦物質（鈣、磷、鐵）、胡蘿蔔素及多種維生素等營養成分。豆腐乳作為一種大豆發酵製品，不僅具有大豆本身含有

的多種生理活性物質，如皂苷類，大豆異黃酮類等，而且由於微生物的發酵作用，產生了一些大豆沒有的生理活性物質，使得豆腐乳更具有營養和保健功能。經微生物發酵後的豆腐乳，大豆原有的豆腥味、脹氣因子和抗營養因子等不足被減弱，消化率大大提高，同時產生了多種具有香味的有機酸、醇、酯、胺基酸等物質。經過發酵後，水溶性蛋白質增加，這使得豆腐乳極易消化，口味鮮美。

因此，對於病中、病後，脾胃虛弱，食欲不振的人群，豆腐乳配粥食，開胃醒脾，能助胃氣，使消化功能早日恢復，對於腫瘤患者而言，適當食用也是可以的。

9. 好補害死人

中國人好補，是出了名的。在腫瘤患者中，更是普遍。許多經濟條件稍好的腫瘤患者多少都在吃補藥。

民間好補，則可能起自漢唐。宋之名醫張子和就曾批判過喜好濫補這類風尚，諷刺說：患者明明因醫生誤補致斃，臨死前他還感激醫生，說：「醫生補我！何過之有？」反映出一般民眾從心理而言，他更願意接受「補益」，即使補出嚴重失調，丟了性命，也常無悔。

可以說，傳統留給現代的，不一定都是合理、有價值的。或者說，時過境遷，過去合理而有價值的觀念，隨著社會變遷，有可能失去其意義。過去幾千年的中國，以農耕為主，生活條件並不富裕，無法溫飽的情況下，補法確實產生很大的作用。因此，那時候，「補益」飲食營養，以「補益」為核心，有其存在的科學意義和實用價值。

但隨著時代的變化，溫飽對絕大多數人來說已不是問題，營養過剩反而成為問題焦點。超重、肥胖、高血脂、高血糖、高血黏度，及高血壓傾向等普遍存在，其實當今癌症發病率高，也大多是營養過剩所致，例如發病率上升最快的乳癌、腸癌、胰臟癌等，都可歸因於飲食營養過剩。而這些人又有著較強的消費能力和保健意識，

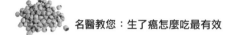
講究飲食營養的往往是這些人。對於他們，再肆談「補益」，恐大多是火上澆油。

因此，除要講究正確的飲食營養外，必須鮮明地反對濫用「補益」之習弊。儘管手術、化電療損害了機體，一定程度導致了虛弱，但疾病的性質並沒有發生根本性改變。此時，一般都不太適宜濫用補虛之法：其一是動物類蛋白質和高脂肪類食物本身就可促進現今常見癌症的發生、發展或復發；其二是化療後，患者的消化吸收能力明顯減弱，強行「填鴨」，徒增消化道負擔，並無正面抗癌作用。

而對現代人群，更為契合的是針對性的「調整」。因此，「調整」成為現代人飲食營養之核心，乃社會發展態勢所決定。調整是雙向的，講究動態平衡，有可能是補，也有可能是瀉，更確切一點說是改善人體的內環境，讓人體整個功能狀態處在一個平衡位置。從西醫角度，要調整血壓、血脂、血黏度等問題；從中醫角度來看，大的方面：要調整陰陽、臟腑功能和經絡氣血；從小的方面而言：睡眠、免疫功能、體能各方面都要趨於優化，這也要借助於調整。

所以，早一天改變，早一天受益！何樂而不為呢？

10. 牛蹄筋不能抗癌

曾經，在某些地方掀起了喝牛蹄筋湯的熱潮，很多癌症患者中也流行一種說法：喝牛蹄筋湯能夠治療癌症。支持這一觀點的聲稱：「牛蹄筋是一種硬蛋白，含有大量的膠原蛋白纖維。荷瘤動物吃了牛蹄筋，膠原纖維就包裹了癌組織，抑制了癌細胞的生長轉移。」

其實，說喝牛蹄筋湯能夠治療癌症，是沒有科學依據的。在學術界、醫療界已引起廣泛的批評！古今醫學文獻中也沒有用它治療癌症的報導。所謂膠原蛋白包裹癌細胞的說法，是源於巫術思維的無稽之談！僅僅是某些人士的杜撰，毫無科學的臨床研究支持。

牛蹄筋中含有豐富的膠原蛋白纖維，脂肪含量較低，能增強細

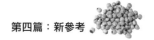

胞生理代謝，可使皮膚更富有彈性和韌性，延緩皮膚的衰老，是美容佳品。但從營養角度來說，膠原蛋白纖維是一種不完全蛋白質，營養價值較差，若以此蛋白質作為人體蛋白質的主要來源，則既不能維持成人的正常生理活動，也不能促進兒童的生長發育。

因此，牛蹄筋偶爾吃吃無妨，但絕對不是抗癌的靈丹妙藥！

11.「以毒攻毒」不可取

現在臨床中醫運用「以毒攻毒」治療癌症的不在少數。

現代中醫的「以毒攻毒」觀念一方面受傳統影響，另一方面受現代西方醫學影響。比如腫瘤治療常用的手術、電療、化療三種常規手段，展現了一種「征服」的策略。看到西醫學在這一領域的成果，受此「啟發」，加之中醫傳統素有「以毒攻毒」一說，人的思維往往易受自然聯想的影響，想當然的做出一些判斷，以至進入盲點，許多中醫也投身到「以毒攻毒」的研究中來，甚至亂用「以毒攻毒」治療癌症，有些患者本身也深受「以毒攻毒」的影響，在缺乏醫生的指導之下，亂食蠍子之類的有毒中藥，就是典型的例證。

2009 年 7 月，筆者舉辦講座時，就有不少患者前來諮詢此問題。有一乳癌患者，60 多歲，經過治療，現在已康復 3 年有餘。後聽信別人傳言，認為蠍子之類的蟲類中藥可治療癌症，就找民間郎中，藥方中用了大量的蠍子和蜈蚣，甚至自己用蠍子煲湯食用，而且是長期服用。後來出現明顯的肝損害，病情嚴重惡化。如此因無知造成病情加重，甚至危及生命的病例不在少數。

「以毒攻毒」實非中醫藥治療癌症的優勢，甚至無優勢可言。

何裕民教授在其主編的大學教材《現代中醫腫瘤學》中，就已明確地闡述了這一原則。多項研究表示，「以毒攻毒」治療腫瘤的生存期和生存品質並不優於西醫，更遜色於益氣養陰之類的調整補

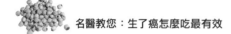

益之法。另一方面，中藥有很多藥的毒性是明確的，但是否有抗癌作用，常常需要打問號。而且毒性較大的中藥對消化系統的傷害可以說是致命的。同時患者自己在沒有醫學指導的情況下服用有毒中藥，更是不足取！不可不謹慎！

整體來說，以毒攻毒的中醫療法應該接受更嚴格的檢驗才能進入臨床，而不能依賴某一位醫生的經驗。何裕民教授即在臨床上主張「調整為先、零毒為佳、護胃為要」的治癌方針，即以零毒抑瘤製劑加上中醫辨證論治，或內服或外敷，取得了非常好的效果。

12. 茶是解毒良藥

茶葉性涼味苦、甘，中醫認為其具有生津止渴，清心提神，滋潤肌膚，祛濕利尿的功效。《本草拾遺》云：「諸藥為各病之藥，茶為萬病之藥。」《隨息居飲食譜》曰：「清心神，醒酒除煩，涼肝膽，滌熱消痰，肅肺胃，明目解渴。」以上論述告訴人們，茶不僅是一種飲料，也有很好的藥用價值。

茶葉的成分中主要包括有生物鹼、茶多酚、糖類、有機酸、色素、芳香物質、維生素、礦物質等 500 多種化學成分。茶葉中最重要的有效成分就是茶多酚，含量較高，佔茶葉乾重的 20％～ 35％。茶多酚是以兒茶素為主體的多酚類化合物，有降血脂、降血糖、抗癌、抗突變、抗氧化、防衰老、抗輻射、殺菌消炎的功效。

試驗證明，茶葉對治療放射性損傷，保護造血機能，提高白血球數量有一定功效。茶葉的抗癌作用機制主要包括阻斷亞硝胺類致癌物的合成、干擾致癌物在體內活化、清除自由基、抗突變、對腫瘤細胞直接抑制、增強機體的免疫功能等。茶葉中茶葉皂苷含量約為 0.07％，具有抗癌、殺菌等多種功效。研究發現茶中所含的聚酯型兒茶素成分能誘導癌細胞分化和凋亡，這種成分對動物腫瘤生長有明顯的抑制作用，對體外培養的人急性早幼粒白血病細胞株、肝

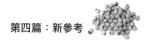

癌細胞株、肺癌細胞株的生長也有明顯抑制作用。綠茶所含多酚主要為黃烷醇和酚醛酸等，紅茶多酚也稱茶色素，日本科學家曾報導飲用綠茶、紅茶提取物的實驗小鼠對肺癌和肝癌均有化學預防作用。

臨床上很多患者有這樣的疑惑：「喝中藥時能喝茶嗎？」也有患者認為：「茶解中藥」？其實這都是一知半解。《淮南子》記載：「神農嘗百草之滋味，水泉之甘苦，令民知所避就。一日遇七十二毒，得茶而解之」。由此可見，茶是很好的解毒良藥，茶本身也是治病良藥，又何妨呢？

13. 白蘿蔔「解中藥」嗎？

時下很多癌症患者認為，白蘿蔔是「解中藥」的，不能吃，此乃一知半解也。中醫說蘿蔔破氣，對脹氣、對人參類補氣藥有消解作用，但現在我們明確不主張吃人參，不主張亂補，吃蘿蔔又有何影響呢？相反，它還是一味很好的抗癌藥，臨床常用的萊菔子，就是蘿蔔子，調理腸胃，消食化痰，通腑氣，消脹滿，食用是有好處的。蘿蔔葉也有很好的藥用價值，能消食理氣，適用於食滯不消、瀉痢等。因此，多吃蘿蔔，是明智的選擇！

廣告宣傳不可輕信

今天的各種科研成果鋪天蓋地，但學術界明白得很：所謂的科研論文、結論等，大致可以分成兩類：一類獨立於利益集團的科研成果，往往可信！另一類由某些利益資助的，往往帶有商業推廣動機的，利用廣告大肆宣傳的。而在營養飲食領域，後者並不少見！因此，針對廣告大肆宣傳的所謂科研成果，不可盲從！

1. 拋開商業正視聽

那麼，怎麼吃才科學合理呢？大家可能都注意到今天的科學研

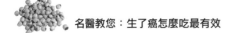

究結論，常常是互相牴觸、甚至大相矛盾的。今天這個說牛奶好，明天那個說它有害，類似於毒品！這個講座說喝茶好，那個講座說喝多了臉黑。某研究說維生素好處多，非天天補充不可！另一份報告卻說維生素不可以……，這些科學報告簡直每每讓人無所適從，不知道該怎麼辦，到底應該聽誰的呢？

其實，在這方面，我們首先需要破解一個盲點：不是現代時髦的實驗室老鼠身上出來的結論是唯一準確的。畢竟，46 萬年的漫長進化，人類賴食物以生存，無數人一次次長期親自實驗的結論才是最可信的。而且，在這一過程中，我們的機體、腸胃也在不斷的調整中，逐步適應一方土地的生態特徵及食物鏈特點。因此，我們應古今並重，經驗與科學同行，且注意東西方之間可能有的細微差異。

一個不點自明的道理是，許多關於食物的「廣告式」推薦、吹捧，絕大多數夾帶商業利益。指出真相往往具有風險，因為傷及一些商家的利益（就像《國王的新衣》裡的那個孩子，讓成年人難堪）。例如，坎貝爾這位全球著名的癌症與飲食專家就曾提到：他在美國宣傳牛奶不利於癌症，便受到相關集團的打壓；許多人宣傳維生素的各種好處，仔細一查，結果發現他是某維生素廠的「託」……

因此，在這個領域，拋開廣告，以正視聽，乃當務之急。

2.「名酒保肝」乃商業意圖所在

你是否經常看到這樣的宣傳：一些知名酒廠在眾多刊物上大肆宣傳他們知名的酒類品牌有保肝效果！並對胃病、耳聾、感冒等病有類似藥品的治療功能，明顯是宣傳過了頭，廣告推廣才是其本意。

隨著今日酒類的消耗量增加，臨床所見酒精性肝病有逐年增多的趨勢。酒精性肝病包括脂肪肝、酒精性肝炎、肝纖維化、肝硬化和肝細胞癌等。酒精對肝臟有傷害，國際上早有定論。80％～90％的肝硬化是由飲酒所引起。嗜酒者中，約 2 ／ 3 可發展為酒精性肝

病。

　　諸如「名酒保肝」之類的宣傳很多，試想，現在這麼多的資訊充斥在我們周圍，然而我們真的得到需要的知識了嗎？我們要明辨。

3. 白蛋白、膠原蛋白能補嗎

　　近幾年，腫瘤患者食用膠原蛋白，似乎成了風尚，其實，這是一大盲點！高蛋白質食物對癌症具有誘發性。

　　2009 年 12 月，筆者在某地舉辦講座，有位女士聽完講座後，握住筆者的手說：「早點聽到您的講座就好了，我母親可能就不會像現在這樣受罪了。」該女士告訴筆者，她是一家醫院的護士長，母親今年 65 歲，2 年前查出罹患乳癌。經過治療，本來康復的還不錯。後來想讓母親好好補補，增強抵抗力，就經常給母親打白蛋白針，誰知 40 天後乳癌就轉移到腹股溝部位。現在母親還在接受化療，胃口一直不好。

　　2009 年筆者曾與腫瘤患者進行交流，一位中年患者對在座的其他患者說：「孫老師讓大家不要亂補白蛋白，我很贊同。」該患者的一位朋友是肝癌晚期，醫院早已束手無策，就靜脈點滴白蛋白，這是很多醫院對於晚期癌症患者常用的方法。誰知過了沒多久，朋友告訴他，身體其他的一些部位也發現了小癌腫。

　　諸如此類的由於亂補出問題，甚至危及生命的臨床案例很多，可以說亂補只能是適得其反，值得患者及家屬的深思。

　　其實，濫補有害的道理很容易理解，今天都市裡多見的惡性腫瘤，大多屬「富貴病」，本即營養過剩所致。而白蛋白、膠原蛋白之類，雖是機體代謝所必須的，但多了在可增強代謝、改善營養的同時，也為癌細胞的快速繁殖，源源不斷地輸送了營養。兩者相取，孰輕孰重，孰危害為大，自是一目了然。

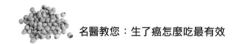

其實，如果確實體質比較虛弱，可以吃點魚、瘦肉、豆類等食物，天然的食物而且又便宜美味，何樂而不為呢？

4. 濫用人參進補也是弊端

疾病譜的變化，實際上讓中醫的補法失去了過去顯赫的位置。我們反對濫用補藥，尤其是人參等名貴藥物的運用要當心。進補不當出問題的事情時有發生。

筆者跟隨何裕民教授門診時，遇到一位乳癌患者，28歲。我們給其採集病史時瞭解到，患者家裡經濟條件不錯，因為身體虛弱。為此母親常常給她燉人參雞湯，患者連續喝了一年多。不久後，章小姐突然發現在乳房左邊有一個腫塊，按上去腫塊不動也不痛，到醫院檢查發現，她患上了乳癌。

有許多腫瘤患者不論寒熱虛實喜歡服用人參，很可能最初會感覺身體狀態好一些，但復查發現腫瘤並沒得到抑制，增長反倒快了。有臨床觀察表示：乳癌患者服用人參後，長期療效與不用人參者相比較，常常更差。我們的臨床研究也發現了類似現象。為什麼呢？

人參多數情況下，可加強機體的新陳代謝，表現出飲食增加，體力增加，免疫提高等。但是人參常有促進或刺激代謝之功，可增加細胞活性，包括促使某些狀態下的癌症患者體內癌細胞的增生活躍。換句話說，在參類（生曬參、高麗參、白參、西洋參、紅參等）的刺激下，正常細胞和異常細胞的活力都被激發起來，好的壞的一起補！其後果，許多情況下是可怕的！因為這時癌細胞的繁殖能力本就大大強於正常組織，它的疊加效應絕對是弊大於利的惡果。所以，服用人參亦須謹慎，不可濫用。

因此，除高年老人或體質很弱的腫瘤患者，我們主張偶爾小劑量人參補益一下以外，一般情況下，視人參等為「火上加油」之劑，

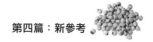

建議癌症患者避而遠之，要改善自身體質，自有多種方法。比如說，可改用其他比較溫和的中藥，如黃耆、靈芝等。

5. 蟲草不是靈丹妙藥

在接觸腫瘤患者時，經常有患者問筆者：「冬蟲夏草是補的，能吃嗎？」「燕窩很好吧？養顏的，多吃點應該不錯吧？」像這樣的以珍奇的動植物資源作為上品「補益」之物，如爭食「蟲草」「燕窩」「雪蛤膏」，以及享用魚翅等，似乎也成了一種風靡的時尚。

這些珍奇名貴之物，真的很有營養價值嗎？還是只是種攀比或獵奇心理？適合當今人們的需要嗎？更重要的是，這種作法是不是破壞了生態和環境，或者說是有違於人與自然界和諧的重要原則？這些都應好好作一番反思和檢討。

首先從營養角度來看，這些東西其實並不比普通食物營養價值高多少，從抗癌效果來看，也沒有什麼特別之處。如今人們「富貴病」和「文明病」高發，營養過剩成為社會的通病，所以在此情況下再盲目追求所謂的補益之物，無疑是「火上澆油」。

其次，有的人是出於攀比心理，認為別人都在吃這些名貴補品，自己也不能落伍，要趕上潮流；或者就是抱著獵奇的心理，試一試。

還有，這些稀有名貴之物，之所以價格很貴，很大一部分原因是由於其稀有，難以取得。而且由於為了滿足人們對這些補品的追求，導致對這些野生珍奇之物盲目採挖，一方面使得原本稀有資源越來越匱乏，破壞了人與自然界和諧；另一方面由於越來越稀有，這些物品的價格進一步被推高，甚至是天價，百姓根本無法承受，往往是花了大價錢，卻讓不法商販從中牟取了暴利。

所以說，不要盲目追求所謂的名貴珍奇之品，食物的價值和它本身的價格並不成比例，不是說價格越貴，營養價值就越高。從各國推薦的健康飲食金字塔中的食物，我們就發現，其所推薦的食物

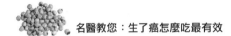

都是人們身邊很普通的，很常見的食物。只要某種食物是適合我們的，我們認為它就是有益的，而不在於其價格高低。

6. 阿膠等不宜亂用

據調查，現代人不少處於「亞健康」狀態，其中又以上班族族的健康「欠帳」最多。何裕民教授指出，上班族大多從事長期的超負荷腦力勞動。這種腦力透支妨礙了大腦細胞對氧和營養的及時補充，使內分泌功能紊亂，身體功能失調，導致腦疲勞。

中醫認為，思慮太過，用腦過度，勞神太甚，最易耗傷精血。上班族辦公族要遠離亞健康狀態，應該積極調整，多加些補養精血之品，如靈芝、當歸、白朮等。但不宜亂用阿膠、雪蛤和蜂王漿之類，否則不僅有助濕生痰之虞，而且每每使功能失調更嚴重。

阿膠有補血作用，但服用過多也會出現不良反應。阿膠在山東是特色補品，因此，筆者在當地辦講座時就有聽眾問：化療後貧血，阿膠可以吃嗎？還沒等我開口，有位女性觀就替筆者回答了：「阿膠可以吃，但不能亂吃。我也是貧血，聽別人說阿膠補血，就天天吃，吃的太多，後來出現上火，鼻子出血的情況。」

「愛美之心，人皆有之」，女性更是如此。但臨床中因亂服雌激素，特別是雪蛤和蜂王漿而引起癌變的也不在少數。蜂王漿中含有微量雌激素，吃下去後使人氣色更好，胃口大開。但過度進補，常人為造成雌激素攝入過量，會加劇內分泌紊亂，導致體內異常增生，增加癌變的機率。

一位 34 歲的未婚女性，生性開朗、工作悠閒，平時注意生活調理，很難把她和「癌症患者」聯想在一起。但她經常把雪蛤當成主要補品，每年定量進補。後來在體檢時查出了乳癌。

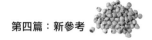

美國著名腫瘤專家大衛斯（D.Davis）在其著作《真相：一場錯誤的抗癌戰爭》中也指出：「罹患乳癌的婦女中，不少是帶著健全基因出生。」大衛斯還是小女孩時，「每 20 個女性中，會有一個罹患乳癌」；等到她進入中年時，「每 7 個婦女就有一個罹患乳癌。」「我們像是生活在一個充滿合成雌激素和其他荷爾蒙的大海，並且不斷曝露在以前不曾存在的很多物質中。」須知：「每三隻曝露於這些充滿各種普通化學混合物的田裡的蝌蚪，就有一隻死亡。」

可見，人類天天曝露在環境荷爾蒙（毒素）中而不自知。

7. 關於硒的灰色幽默故事

在腫瘤患者中曾一度風靡吃補硒的保健品，很多人認為硒是抗癌的，因此很多患者都在盲目補硒。其實這也帶有商業炒作之嫌。

在這裡先講一個真實的故事，一個典型的灰色幽默故事：

某君，學醫出身，1980 年代初去美國打拚，沒什麼太大建樹，1990 年代轉而從商。1996 年回國，到處推崇硒產品能防癌，而且現身說法，自己長期服用，所以沒生癌！也曾找過何教授，要求合作（導師當時門診的腫瘤患者很多），沒有成功。幾年後，他在國內置房買車。1999 年，查出胃癌，趕緊回美國治療（因入了美國籍，可享受免費醫療）。沒過幾年，聽說逝於癌症。

由於每個人各自的生理特點、周圍環境等因素不盡相同，硒的攝入量也應因地因人而異。而且硒又分為有機硒和無機硒兩種，無機硒有較大的毒性，且不易被吸收，不適合人和動物使用。有機硒是人類和動物允許使用的硒源。

之前的許多研究表示，普通人缺硒，如果適當補充，可以改善免疫功能，提高抵抗力；提高機體抗氧化能力；直接殺傷腫瘤細胞；阻斷腫瘤血管形成，防止腫瘤復發、轉移等。

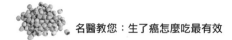

但《新版指南》指出：

含硒的食物可能能夠預防前列腺癌。有限的證據表示含硒食物能夠預防胃癌和結直腸癌。早在 20 世紀 90 年代，硒的效果就有待評估。而本報告指南結果更加明確了這一點。

一方面硒是否抗癌，還有待於進一步研究證實；另一方面，即使缺硒的人群，補硒也應遵循「食補為主、藥補為輔」的原則。一些人為了養生抗癌購買含硒的保健品服用，卻並不改掉可導致人體缺硒不良生活習慣，如經常熬夜、大量飲酒、缺乏身體鍛鍊等，這樣補硒的效果也會大打折扣。

其實日常生活中含硒的食物很多，如根莖類植物、菇類、動物內臟、海產品、肉類、大蒜、番薯和銀杏等，天然硒的含量並不低，多吃這些食物可以安全有效的補硒。常吃這類食品者，再補硒似乎是「喝蜂蜜加糖，多此一舉」！

8.「五行蔬菜湯」可以喝？

「五行蔬菜湯」曾在癌症患者中很風靡，筆者在各地講座，有很多朋友諮詢，「五行蔬菜湯」能喝嗎？能抗癌嗎？

「五行蔬菜湯」主要由蘿蔔葉、胡蘿蔔、鮮牛蒡根、白蘿蔔、乾香菇組成。蘿蔔葉是常用的消食化積中藥；胡蘿蔔富含豐富的 β 胡蘿蔔素，能抗動脈粥狀硬化；鮮牛蒡根有清熱、生津、止渴的功效，臨床上常用來治療咽喉乾燥之症；白蘿蔔含多種維生素和礦物質，可促進新陳代謝、增進食欲和幫助消化；乾香菇含豐富蛋白質，有調節人體新陳代謝、降低血壓、降低膽固醇、預防肝硬化等功效。

「五行蔬菜湯」主要是從脾胃功能著手，理氣消脹，提高患者食欲，配以鮮牛蒡根生津止渴，可以緩解癌症電、化療後導致的咽喉乾燥等症狀，但不能說它本身可足以治療癌症。

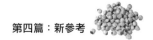

「五行蔬菜湯」可以食之，但並不神奇。對於保健，它有一定的功效。但須注意兩點：一是不必拘泥於「五行」，凡新鮮蔬菜水果均有意義，且是越新鮮越好，品種越多越好，都對康復有幫助，且如果能排除農藥污染，以生吃為佳，唯獨不主張吃韭菜，這是臨床經驗告知。二是不宜誇大它的作用。拘泥於五種蔬菜，所謂的「五行湯」，那就是商家的炒作了。

因此建議大家：不要盲目聽信過分的宣傳而忽視正規治療，以正確的心態來面對和戰勝病魔，對癌症的康復非常重要。

9. 神奇之物不神奇

腫瘤患者患癌後，往往手足無措，一人患癌，全家人都像熱鍋上的螞蟻，急於求醫、求食，甚至出現病急亂投醫、病急亂投食的現象。太多患者求生心切，往往抓住稻草，願意一試。今天看某報說某藥物抗癌有奇效；明天聽民間某「高人」有個偏方，很多人都吃好了。如此之類神奇之物圍繞在腫瘤患者周圍，不知如何是好。

首先，不可盲目偏信偏方或者祕方。一些患者得知患了腫瘤以後，四處打聽可以根治的偏方、祕方。一些江湖醫生迎合患者和家屬「急於求成」的心理，給出「包治」的承諾。而實際上，那些所謂的祕方偏方未經過科學論證，有時不但無效，還可能對病情不利。

其次，要相信科學，相信權威、嚴謹的和經典的科研和臨床報導，不要輕信坊間的許多所謂的突破。自然界，任何單一的食物，其價值（營養和藥用）都是有限的，不能夠僅僅依賴某一種食物；造物主本身並沒有創造一種神奇的東西。有的話，一定是商家「創造」的，騙人的成分大於科學的、經驗的成分，不足為信！

因此，防治癌症並不需靈丹妙藥，也不需名貴藥材，沒有所謂的神奇之物，關鍵在於平衡飲食，不挑食，葷素搭配，忌燥熱及過分寒涼食物。只要飲食搭配調理得好，食物就是最好的「抗癌藥」。

名醫教您：生了癌怎麼吃最有效/孫麗紅作，何裕民主審. -- 初版. -- 新北市：華志文化, 2013.11
面；　公分. --（健康養生小百科；19）

ISBN 978-986-5936-59-4（平裝）

1.癌症　2.食療　3.健康飲食

417.8　　　　　　　　　　　　　　　102019704

系列／健康養生小百科⓪①⑨

書名／名醫教您：生了癌怎麼吃最有效

日華志文化事業有限公司

編　　者　孫麗紅醫師

主　　審　何裕民醫師

執　行　編　輯　林雅婷

美　術　編　輯　簡郁庭

封　面　設　計　黃雲華

文　字　校　對　陳麗鳳

企　劃　執　行　康敏才

總　　編　　輯　黃志中

社　長　楊凱翔

出　版　者　華志文化事業有限公司

電　子　信　箱　huachihbook@yahoo.com.tw

地　　　　址　116台北市文山區興隆路四段九十六巷三弄六號四樓

電　　　　話　02-22341779

印　製　排　版　辰皓國際出版製作有限公司

總　經　銷　商　旭昇圖書有限公司

地　　　　址　235新北市中和區中山路二段三五二號二樓

電　　　　話　02-22451480

傳　　　　真　02-22451479

郵　政　劃　撥　戶名：旭昇圖書有限公司（帳號：12935041）

電　子　信　箱　s1686688@ms31.hinet.net

出　版　日　期　西元二○一三年十一月初版第一刷

售　　　價　二六○元

版　權　所　有　禁止翻印

本書由上海科技出版社獨家授權

Printed in Taiwan

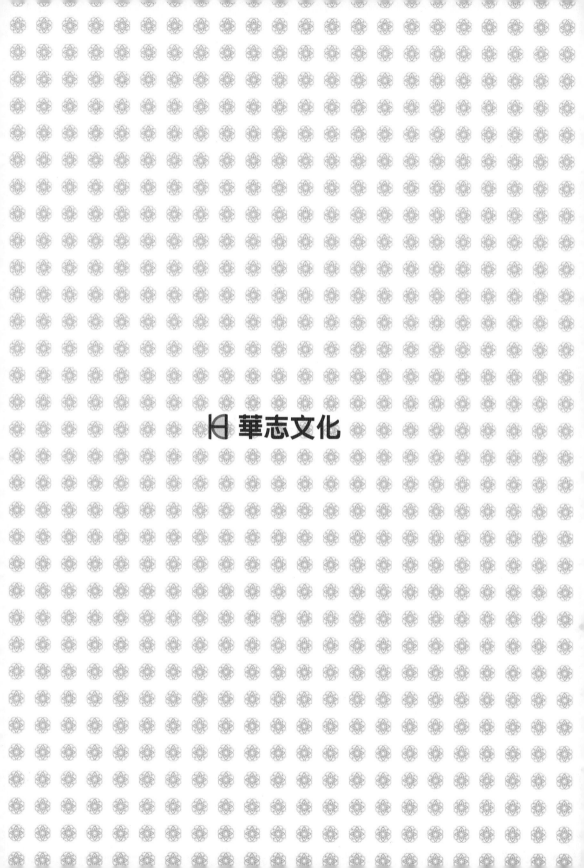

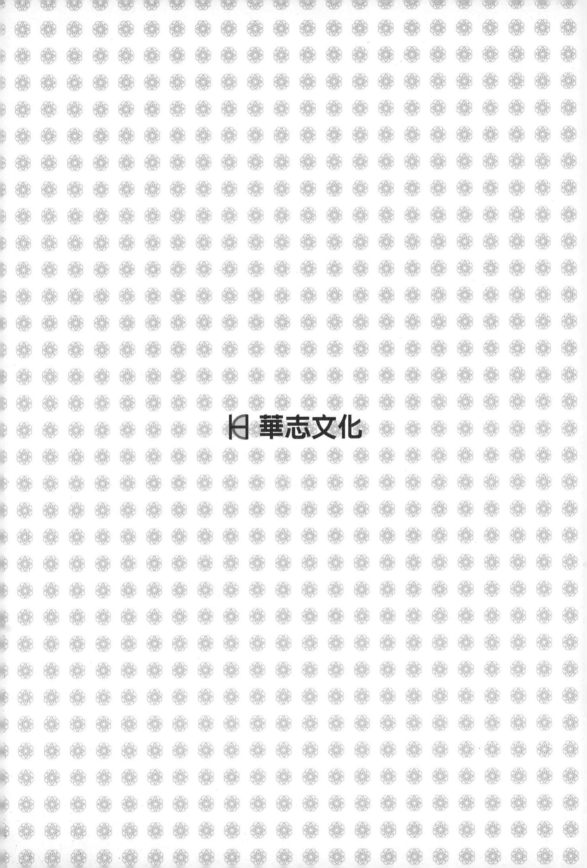
華志文化